アルコール・薬物依存症の再発予防ワークブック

―― ソブラエティを生きる ――

著
テレンス・T・ゴースキー

監訳
梅野　充

訳
谷口　万稚

星和書店

The Staying Sober Workbook

A Serious Solution for the Problem of Relapse

by
Terence T. Gorski

Based on
The CENAPS Model of Treatment

Developed by
The CENAPS Corporation
13194 Spring Hill Drive
Spring Hill, FL 34609
352/596-8000

Translation supervised
by
Mitsuru Umeno, M.D.

Translated from English
by
Machi Taniguchi

English Edition Copyright © 1989, 1992 by Terence T. Gorski, Revised March, 1992
Japanese Edition Copyright © 2018 by Seiwa Shoten Publishers, Tokyo

Japanese translation rights arranged with Herald House/Independence Press through
Japan UNI Agency, Inc., Tokyo

はじめに

　依存症の人の中には，再発（飲酒や薬物の再使用）とはいったい何であって，どうすれば予防できるのかを知らないために再発している人がたくさんいます。再発予防プランによって，クリーン（断酒や断薬）の状態で起こる，再発につながりうる初期の警告サインを特定し，これに対処する方法を身につけることができます。このワークブックはテレンス・T・ゴースキーの著書『アルコール・薬物依存症の再発予防ガイド―ソブラエティを生きる―』（星和書店刊）を補うものです。同書は，あなたが再発を理解する助けになります。このワークブックによって再発を予防することができるのです。

　再発とは，実際に飲酒や薬物使用を再開する，ずっと前から始まっているプロセスです。飲酒や薬物使用を再開してしまう人は，ほとんどの場合，一連の問題を経験し，これらの悪影響があまりにも大きくて飲酒や薬物使用がむしろ合理的な選択のように思えてしまい，再発に至るのです。悪影響が始まるのは，態度，思考，感情や行動の変化が起こった結果なのです。これらの変化は「面倒を引き起こす思考（におう考えかた "stinking thinking"）」「飲酒に至る積み重ね」と呼ばれます。

　飲酒や薬物使用にまで至ることはまったくなくとも，再発プロセスによる犠牲を被ることがあります。飲酒や薬物使用はせず，ソブラエティにありながら生活上の問題が起こることはあるのです。AA ではこれを「ドライドランク（飲酒していない酩酊状態）」とよんでいます。これらのドライドランクは「ウェットドランク（実際に飲酒した酩酊状態）」になりうるので，常に警戒が必要です。

もし再発プロセスが始まっても，実際に飲酒や薬物を使用する前に食い止めることは可能です。自分が回復プロセスからそれ，再発に向かっていることを示す警告サインに気づく方法を身につければよいのです。このワークブックに取り組むことで，あなた自身の個人的警告サインを特定し，それらが起こったときには気づくことができるようになります。そして，警告サインに気づいたときのために，対処プランを練っておくことができます。

　再発予防プランニングは，自ら依存症に苦しみ，これ以上飲酒と薬物使用をコントロールすることはできないという事実を受け入れた人たちのためのものです。これは自助グループやアルコール・薬物依存症の治療やカウンセリングを補完するものであり，とって代わるものではありません。もしあなたがカウンセリングやセラピーを受けているなら，セラピストにこのワークブックについて話してください。自助グループや専門的カウンセリングは，再発予防プランニングにとっても不可欠なのです。

　このワークブックを終えられたときには，回復に向かい，再発を避けるためのプランを手にしていることでしょう。このワークブックは一人でも，カウンセラーと一緒でも，あるいはグループでも使うことができます。

　それぞれのエクササイズには，すべて取り組んでください。やり方を注意深く読み，それぞれの質問に指定されたとおりに答えてください。提示された順にこなしてください。質問に対する答えやエクササイズを飛ばしてしまうと，ワークブックの次のエクササイズに取り組めなくなってしまいます。できる限りきちんと答えてください。正直に取り組むことで，これらのエクササイズから多くのことを得ることができます。

目次

はじめに iii

第1部 アセスメント ———————————————— 1

エクササイズ 1	安定チェックリスト 2
エクササイズ 2	治療が必要かどうかを自己評価する 8
エクササイズ 3-A	回復プログラムの評価 17
エクササイズ 3-B	回復プログラムワークシート 強みと問題点を評価する 30
エクササイズ 3-C	回復プログラムワークシート 期待のレベルを評価する 32
エクササイズ 4	Post Acute Withdrawal（PAW）自己評価 35
エクササイズ 5	当面の再発予防プラン 46
エクササイズ 5-A	電話での連絡 47
エクササイズ 5-B	当面のリスクの高い状況 48
エクササイズ 5-C	当面の再発予防プラン＃1 50
エクササイズ 5-D	当面の再発予防プラン＃2 54
エクササイズ 5-E	当面の再発予防プラン＃3 58
エクササイズ 6	再発初期介入ワークシート 62
エクササイズ 7	再発の正当化に挑戦する 65
エクササイズ 7-A	再発正当化を乗り越える＃1 67
エクササイズ 7-B	再発正当化を乗り越える＃2 68
エクササイズ 7-C	再発正当化を乗り越える＃3 69
エクササイズ 8-A	生活とアディクションのふりかえりワークシート 70
エクササイズ 8-B	過去の人生とアディクション 証拠書類フォーム 98
エクササイズ 9-A	再発カレンダー 104
エクササイズ 9-B	再発エピソードリスト 110
エクササイズ 9-C	再発エピソード分析 118
エクササイズ 10	再発の原因 124
エクササイズ 10-A	再発の外的要因 125
エクササイズ 10-B	再発の内的要因 128
エクササイズ 10-C	再発の複合的要因 131

第2部　警告サインの特定　135

エクササイズ11　　　再発のための学習　136
エクササイズ11-A　　再発教育セルフテスト　138
エクササイズ12　　　再発警告サイン再確認シート　144
付録　再発警告サインリストの発達の歴史　159
エクササイズ13　　　初期警告サインリスト　161
エクササイズ14　　　警告サイン分析の概要　170
エクササイズ14-A　　警告サイン分析#1　171
エクササイズ14-B　　警告サイン分析#2　183
エクササイズ14-C　　警告サイン分析#3　196
エクササイズ14-D　　警告サイン分析への反応　208
エクササイズ15　　　文章完成　210
エクササイズ16　　　最終的な警告サインリスト　226
エクササイズ17-A　　危険な警告サインを特定する　239
エクササイズ17-B　　危険な警告サインをマネジメントする#1　241
エクササイズ17-C　　危険な警告サインをマネジメントする#2　247
エクササイズ17-D　　危険な警告サインをマネジメントする#3　253

第3部　警告サインをマネジメントする　259

エクササイズ18　　　警告サイン特定カードを完成させる　260
エクササイズ19　　　リスクの高い思考リスト　262
エクササイズ20-A　　リスクの高い感情リスト　265
エクササイズ20-B　　感情リストワークシート　267
エクササイズ20-C　　感情マネジメントワークシート　273
エクササイズ21　　　リスクの高い行動リスト　275
エクササイズ22　　　リスクの高い状況を特定する　279
エクササイズ22-A　　過去のリスクの高い状況　280
エクササイズ22-B　　将来におけるリスクの高い状況　282
エクササイズ22-C　　現在のリスクの高い状況　284
エクササイズ23　　　リスクの高い状況のマネジメント　286
エクササイズ24-A　　命令と禁止命令を特定する#1　288
エクササイズ24-B　　命令と禁止命令を特定する#2　291
エクササイズ24-C　　命令と禁止命令を特定する#3　294
エクササイズ24-D　　命令と禁止命令へのチャレンジ#1　297
エクササイズ24-E　　命令と禁止命令へのチャレンジ#2　304
エクササイズ24-F　　命令と禁止命令へのチャレンジ#3　311

目次　vii

第4部　回復プラン —————————————————————————————— 319

エクササイズ 25　　最初の回復プラン　320

エクササイズ 26　　回復プランの吟味　323

エクササイズ 27　　回復プランにおける問題点を特定する　329

エクササイズ 28　　最終の回復プランワークシート　336

エクササイズ 29　　毎日のチェックリスト　338

エクササイズ 29-A　毎日のプランガイド　339

エクササイズ 29-B　夕方の見直し表　342

エクササイズ 30　　基本的な回復プログラムへの取り組み方　344

エクササイズ 30-A　回復ゴールワークシート　357

エクササイズ 31　　週間計画ガイド　361

再発予防ネットワークをつくりあげる方法　372

エクササイズ 32　　大切な人リスト　376

エクササイズ 33-A　大切な人の評価用紙＃１　378

エクササイズ 33-B　大切な人の評価用紙＃２　380

エクササイズ 33-C　大切な人の評価用紙＃３　382

エクササイズ 33-D　大切な人の評価用紙＃４　384

エクササイズ 33-E　大切な人の評価用紙＃５　386

エクササイズ 34　　大切な人ワークシート　388

エクササイズ 34-A　大切な人ワークシート＃１　389

エクササイズ 34-B　大切な人ワークシート＃２　394

エクササイズ 34-C　大切な人ワークシート＃３　399

エクササイズ 34-D　大切な人ワークシート＃４　404

エクササイズ 34-E　大切な人ワークシート＃５　409

エクササイズ 35　　再発しやすい人の評価をする　414

エクササイズ 35-A　再発しやすい人のワークシート＃１　415

エクササイズ 35-B　再発しやすい人のワークシート＃２　420

エクササイズ 35-C　再発しやすい人のワークシート＃３　425

エクササイズ 35-D　再発しやすい人のワークシート＃４　430

エクササイズ 35-E　再発しやすい人のワークシート＃５　435

エクササイズ 36　　再発予防ネットワークチェックリスト　440

エクササイズ 37　　あなたの再発予防計画を最新のものにする　446

終わりの言葉　449

警告サイン特定カード　451

著者，監訳者，訳者　452

第1部

アセスメント

1

エクササイズ
1

←──────────────→

安定チェックリスト

方法：再発予防プランを築き上げるためには，飲酒や薬物使用をやめた後，明確に思考し，気持ちや感情をマネジメントし，物事を記憶することができるくらい安定した状態になっていなければなりません。次の質問はあなたが現在，断酒断薬し，どのくらい安定しているかを評価するためにつくられたものです。各質問にできるだけ正直に答えてください。

1. あなたはアルコールや薬物に依存していると思いますか？

☐はい　　☐いいえ　　☐わからない

（あなたの答えを説明してください）

_____

_____

_____

🔖 **メモ**：このワークブックは自分がアルコールや薬物に依存していると思う人々のためのものです。もしあなたが自分は依存していると思わないのであれば，資格をもった依存症カウンセラーに相談し，依存症とは何か

を話し合い，あなたが依存しているかどうか話し合うことが役立つでしょう。この本を読んでいるのであれば，あなたはおそらく依存していると思われます。なぜならあなたにはすでに飲酒をコントロールしようとして失敗したり，クリーンでいようとしたことがあったが，うまくいかなかった経験があるでしょうから。

2. アルコールや薬物使用をやめたことはありますか？
　　　□はい　　　□いいえ

🍂メモ：「はい」と答えたあなた，おめでとうございます！　断酒や断薬は回復や再発予防を再新するための第一のステップです。「いいえ」と答えたあなたは，断酒や断薬をする必要があります。自分ひとりではできないようであれば，あなたの地域にあるアルコールや薬物依存症のプログラムに連絡してください。そこで飲酒や薬物の使用をやめ，再発をいかに予防するかを学ぶための支援を得ることができます。

3. なぜそのときに飲酒や薬物使用をやめようと決心したのですか？

4. アルコールや薬物を完全に断ちたいと思いますか？

□はい　□いいえ

なぜそう思いますか？

_____

_____

_____

_____

🌸メモ：過去に飲酒や薬物使用が深刻な問題となったことがあるのであれば，使用を完全に断つ必要があります。このワークブックは，あなたがいかにクリーンを保ち，再発を予防するかを学ぶためのものです。クリーンになり，それを維持しようという固い決心がまだないようなら，資格をもつ依存症カウンセラーのもとを訪れ，完全断酒と断薬を目標とすることが難しいことを相談してみてください。

_____

5. どのくらい断薬していますか？

_____年_____カ月_____日

6. 急性退薬症候は，依存しているアルコールや薬物を使用するのを
   やめたときに起こる症候群です。これらの症状はたいてい飲酒や薬物
   使用をやめてから 24 時から 48 時間以内に始まり，3 日から 10 日
   くらいの期間続きます。
   以下に挙げた急性退薬の症状のどれかを経験したことがありますか？
   ☐ A. 頻脈　　　　　　　☐ E. 混乱
   ☐ B. 荒い呼吸　　　　　☐ F. 幻聴や幻視
   ☐ C. 吐き気または嘔吐　☐ G. 不安
   ☐ D. 手や全身の震え　　☐ H. 興奮

✍ メモ：以上に挙げた症状のどれかを経験したことがあれば，アルコー
ル依存症，薬物依存症を専門としている医者に相談するか，資格をもつ依
存症カウンセラーに診てもらうべきです。急性退薬症候からの回復のため
に医療が必要かもしれません。

7. 急性期後離脱症状（Post Acute Withdrawal：PAW）は，慢性
   的にアルコールや薬物が脳に害を与え続けた後の長期的影響から引き
   起こされる症候群です。これらの症状はストレスがあれば悪化し，ク
   リーンや回復プログラムに長く取り組むほど，次第に改善していきま
   す。
   現在，あなたが経験している症状にチェックを入れてください。
   ☐ A. 明確に考えることの困難さ
   ☐ B. 気持ちや感情をマネジメントすることが困難さ
   ☐ C. 物事を記憶することの困難さ
   ☐ D. 身体的調節や体のバランスをとることの困難さ
   ☐ F. ストレスをマネジメントすることの困難さ

6

✍メモ：もしこの中の１つにでもチェックをしたのなら，エクササイズ４
にある「PAW（急性期後離脱症状）自己評価」をやってください。この
エクササイズは，あなたがどのような PAW 症状を経験し，それらがどれ
ほど深刻かを評価する助けになります。

8. 依存症的なこだわりは，心理的にアルコールや薬物に依存している人
   に起こります。身体依存している多くの人たちは心理的にも依存して
   います。
   　現在，あなたが経験している症状にチェックを入れてください。
   □ A. うまく酔ったときの思い出：飲酒や薬物使用の過去の経験につ
   　　　いて考えるとき，良いことだけを思い出し，悪いことは忘れる
   　　　ことが多い。
   □ B. 断薬についての拒否感：断薬するのはどんなことかと考えると，
   　　　悪い経験について考え，良かったことは忘れることが多い。
   □ C. 使用についての魔法のような考え：将来アルコールや薬物を使
   　　　用したら，自分にある問題の多くをすぐに解決してくれると楽
   　　　観的な幻想をもつ。
   □ D. アルコール・薬物使用へのこだわり：断薬しているにもかかわ
   　　　らず，アルコールや薬物使用を考えずにはいられない。
   □ E. アルコール・薬物使用への強迫観念：断薬しているにもかかわ
   　　　らず，アルコールや薬物使用についての強い願望がある。
   □ F. 渇望：断薬しているにもかかわらず，アルコールや薬物使用に
   　　　ついての強い身体的渇望を感じる。

✍メモ：依存的こだわりが強すぎて物事について考えたり集中したりす
ることができないようであれば，資格をもつアルコール・薬物依存症カウ

ンセラーに相談することをおすすめします。これらの依存症的な考えかた
を変えるためのカウンセリングが必要かもしれません。

エクササイズ
2
←──────────────────────→
治療が必要かどうかを自己評価する

　方法：このエクササイズは，再発予防セラピー（relapse prevention therapy：RPT）を有効利用できるかどうかを決めるためのものです。RPT は自分の依存を認めて受け入れ，断酒や断薬を保とうと固い決心をし，断薬を継続するための回復プログラムを実践してきた人たちのためにつくられたものです。

　このエクササイズをするには，

　・それぞれの質問を読み，一番適切な答えにチェックマークを入れてください。

　・あなたの答えの意味を知るために，このエクササイズの後にある「得点と解釈」を参照してください。

1. 断酒や断薬をしようと真剣に試みたことが何度ありますか？
　　□なし（0）　　□2回（2）　　□3回（3）　　□4回（4）
　　□5回（5）　　□5回以上（6）

2. 過去にあなたが一番長くクリーンでいられた期間はどのくらいですか？
　　□12週間またはそれ以上（4）　　□4週間以内（1）
　　□6週間（3）　　□長期間の断薬はまだ一度も試したことがない（0）

□ 4 週間（2）

3. アルコールまたは薬物からの解毒入院を何回したことがありますか？
　　□なし（0）　　□ 2 回（2）　　□ 3 回（3）　　□ 4 回（4）
　　□ 5 回（5）　　□ 5 回以上（6）

4. 解毒入院から途中で退院してしまったことが何回ありますか？
　　□なし（0）　　□ 1 回（1）　　□ 2 回（2）　　□ 3 回（3）
　　□ 4 回（4）　　□ 5 回（5）　　□ 5 回以上（6）

5. アルコール依存症や薬物依存症で入院，または入寮治療施設に入ったことがありますか？
　　□なし（0）　　□ 1 回（1）　　□ 2 回（2）　　□ 3 回（3）
　　□ 4 回（4）　　□ 5 回（5）　　□ 5 回以上（6）

6. それらの施設をプログラム完了の前に出てしまったことが何回ありますか？
　　□なし（0）　　□ 1 回（1）　　□ 2 回（2）　　□ 3 回（3）
　　□ 4 回（4）　　□ 5 回（5）　　□ 5 回以上（6）

7. アルコール依存症や薬物依存症で，通所治療施設に通ったことは何回ありますか？

□なし（0）　　□1回（1）　　□2回（2）　　□3回（3）

□4回（4）　　□5回（5）　　□5回以上（6）

8. アルコール・薬物依存症の回復支援施設に続けて通っていた期間で，
   一番長かった期間はどのくらいですか？

   □16週間またはそれ以上（4）　　□9週から16週間（3）

   □5週から8週間（2）　　□1週間から4週間（1）

   □そのようなプログラムに参加したことはない（0）

9. そのようなプログラムに通っていたとき，1カ月に何回のグループカ
   ウンセリングに参加していましたか？

   □1カ月に10回からそれ以上（4）　　□6～9回（3）

   □2～5回（2）　　□2回以下（1）

   □そのようなプログラムに参加したことはない（0）

10. そのようなプログラムに通っていたときに，平均して1カ月に何回
    の個人カウンセリングに参加していましたか？

    □1カ月に10回からそれ以上（4）　　□6～9回（3）

    □2～5回（2）　　□2回以下（1）

    □そのようなプログラムに参加したことはない（0）

11. そのようなプログラムを完了する前に出てしまったことが何回あり
    ましたか？

□なし（0）　　□1回（1）　　□2回（2）　　□3回（3）
□4回（4）　　□5回（5）　　□5回以上（6）

12. 回復に積極的に取り組んでいたとき，1週間に何回くらい12ステッ
プミーティング（AA：Alcoholics Anonymous「アルコホーリ
クス・アノニマス」アルコール依存症患者の自助グループ，NA：
Narcotics Anonymous「ナルコティクス・アノニマス」薬物依
存症患者の自助グループなど）に通っていましたか？
□1週間に3回かそれ以上（4）　　□2回（3）　　□1回（2）
□1回以内（1）
□12ステップミーティングに通ったことはない（0）

13. 回復に積極的に取り組んでいたとき，AAやグループカウンセリン
グ以外の回復途中にある人たちと1週間に何回くらい会話をしまし
たか？
□1週間に7回からそれ以上（3）　　□3回〜6回（2）
□1回〜2回（1）　　□1回以下（0）

14. 回復に本気で取り組んでいたとき，どのくらい頻繁に10ステップ
の棚卸しをしましたか？（例：AAやグループカウンセリング以外
のあなたの日常の問題や活動を振り返る）
□1週間に7回からそれ以上（3）　　□3回〜6回（2）
□1回〜2回（1）　　□1回以下（0）

15. 回復に積極的に取り組んでいたとき，AA やグループカウンセリング以外でどのくらい頻繁に回復に関連した書物を読んだり，話を聞きに行ったりしましたか？

□ 1 週間に 7 回からそれ以上（3）　□ 3 回〜6 回（2）

□ 1 回〜2 回（1）　□ 1 回以下（0）

16. 12 ステッププログラムのスポンサーをもったことが今までにありましたか？

□ はい（4）　□ いいえ（0）

17. 回復プログラムに取り組んでいるとき，AA やグループカウンセリング以外の場で，あなたの 12 ステッププログラムスポンサーとどのくらい頻繁に話していましたか？

□ 1 週間に 7 回からそれ以上（3）　□ 3 回〜6 回（2）

□ 1 回〜2 回（1）　□ 1 回以下（0）　□スポンサーはいない（0）

18. AA の第 4 ステップと第 5 ステップについてのあなたの経験は，下記のどの文章に近いでしょうか。

□記述式の第 4 ステップを完了し，それについてスポンサーと話し合いました（3）

□記述式の第 4 ステップは完了したが，それについてスポンサーと話し合っていない（2）

□心の中では第 4 ステップを終えたが，それを書いておらず，または誰とも話し合ってはいない（1）

第 1 部　アセスメント　　13

□第 4 ステップまたは第 5 ステップはやっていない（0）

19. 12 ステップミーティングに行かなくなって，どのくらいでアルコールや薬物使用に戻りましたか？
　　□使用し始めたときにはミーティングに積極的に通っていた（5）
　　□行かなくなってから 1 週間以内（4）
　　□ 1 週間から 3 週間の間（3）
　　□ 4 週間から 7 週間の間（2）
　　□ 8 週間またはそれ以上（1）

20. 依存症についての基本的な情報について，あなたの理解や説明能力を一番よく表しているものを選んでください。
　　□助けなしにそれを説明できる（3）
　　□助けがあれば他人にそれを説明することができる（2）
　　□理解はしているがそれを説明はできない（1）
　　□理解していない（0）

21. あなたがアルコールやそのほかの薬物依存症であるということを自分自身で認めていたでしょうか。どのくらい強く自分自身で依存症であると思っていたかに一番近い言葉を選んでください。
　　□完全に信じていた（3）　　　□ほとんど信じていた（2）
　　□部分的に信じていた（1）　　□信じていなかった（0）

22. あなたが依存症について考えたり話したりするときの，あなたの苦痛や心の葛藤に一番近い文章を選んでください。

☐依存症について考えたり話したりするときに心の葛藤はない（3）

☐それについて話すときにマイルドな不快感があった（2）

☐それについて話すときに深刻な不快感があった（1）

☐あまりに不快なので，話すのを拒否していた（0）

23. 現在クリーンだが，苦痛や不快感がありますか。

☐はい，すぐに再発するのではないかと怖い（3）

☐はい，再発するのではと心配だ（2）

☐はい，しかし，すぐの再発の危険はないが，リスクを下げたい（1）

☐いいえ，今は苦痛や不快感を感じていないし，すぐに再発する危険など心配していない（0）

24. 過去にアルコールや薬物をやめて苦痛や問題を経験したことがある。

☐はい，使用したくないと真剣に願っていたにもかかわらず，アルコールや薬物使用をしてしまったことがある（3）

☐はい，使用したくないとまじめに願っており，実際に使用はしなかったものの，アルコールや薬物使用に対する強迫観念を感じたことがある（2）

☐はい，アルコールや薬物を使用しようかと考えたことはあるが，強迫観念というほどではなく，実際に使用することもなかった（1）

☐問題を感じたことはない（0）

第 1 部　アセスメント　　15

**25. 過去に，断薬しているのにもかかわらず問題が悪化してきて，楽に
なるためにアルコールや薬物を使用することを考えたことがある。**

□はい，使用したくないとまじめに願っていたにもかかわらず，ア
ルコールや薬物使用をしてしまったことがある（3）

□はい，使用したくないとまじめに願っており，実際に使用はしな
かったものの，アルコールや薬物使用に対する強迫観念を感じた
ことがある（2）

□はい，アルコールや薬物を使用しようかと考えたことはあるが，
強迫観念というほどではなく，実際に使用することもない（1）

□問題を感じたことはない（0）

得点と解釈

1．それぞれの答えの後に数字が書かれています。質問項目ごとに，あなたが選んだ答えの後の数字を確認してください。

2．すべての数字を足して以下の空欄に書いてください。

合計点＝＿＿＿＿＿点

得点		あなたにとっておそらく必要なこと
0－24	＿＿＿＿＿＿	一般的治療と12ステップ
25－41	＿＿＿＿＿＿	再発予防，12ステップ，一般的治療
41－52	＿＿＿＿＿＿	再発予防カウンセリング

❧ **一般的治療**とは，依存症を理解し，認め，そして受け入れるためにつくられ，回復プランを築くためのものです。

❧ **再発予防カウンセリング**とは，再発プロセスを理解し，再発警告サインを特定・マネジメントし，そして再発につながる警告サインの特定とマネジメントを考慮に入れて回復プログラムを設定し直すためにつくられたものです。

　再発する多くの人たちには，数多くの基本的な回復スキルを見直し，再発予防プランを立てる必要があります。

第1部 アセスメント　17

エクササイズ
3−A

回復プログラムの評価

方法：次の質問に答えてください。最近あなたがクリーンでいるために
努力したとき，回復をめざす取り組みとして実行したことを思い出してみ
てください。

**1. グループや個人カウンセリングにどのくらい頻繁に参加していました
か？**

　　□なし（0）　　□時々（1）　　□比較的頻繁に（2）　　□頻繁に（3）

　　あなたが参加していたカウンセリングのタイプと，そのカウンセリン
　　グに対するあなたの感想を書いてください。

_____

_____

_____

_____

2. 定期的な AA や自助グループのミーティングにどのくらい頻繁に参加していましたか？

　　□なし（0）　　　□時々（1）　　　□比較的頻繁に（2）　　　□頻繁に（3）

　　A. 1週間に何回のミーティングに参加しましたか？　　　　＿＿＿＿＿＿回

　　B. どのようなミーティングに参加しましたか？

　　□オープン　　　□クローズド　　　□スピーカー　　　□ディスカッション

　　C. ホームグループはもっていましたか？　　　□はい　　　□いいえ

　　D. ミーティングに対しての個人的な反応を書いてください。

＿＿＿＿＿＿＿＿＿＿＿＿＿＿＿＿＿＿＿＿＿＿＿＿＿＿＿＿＿＿＿＿＿＿＿＿＿

＿＿＿＿＿＿＿＿＿＿＿＿＿＿＿＿＿＿＿＿＿＿＿＿＿＿＿＿＿＿＿＿＿＿＿＿＿

＿＿＿＿＿＿＿＿＿＿＿＿＿＿＿＿＿＿＿＿＿＿＿＿＿＿＿＿＿＿＿＿＿＿＿＿＿

＿＿＿＿＿＿＿＿＿＿＿＿＿＿＿＿＿＿＿＿＿＿＿＿＿＿＿＿＿＿＿＿＿＿＿＿＿

＿＿＿＿＿＿＿＿＿＿＿＿＿＿＿＿＿＿＿＿＿＿＿＿＿＿＿＿＿＿＿＿＿＿＿＿＿

＿＿＿＿＿＿＿＿＿＿＿＿＿＿＿＿＿＿＿＿＿＿＿＿＿＿＿＿＿＿＿＿＿＿＿＿＿

第1部 アセスメント 19

3. あなたの12ステップミーティング（AA，NAなど）のスポンサーとどのくらい頻繁に話していましたか？

□なし（0）　　□時々（1）　　□比較的頻繁に（2）　　□頻繁に（3）

スポンサーがいたなら，彼・彼女との関係について良い点，悪い点を含めて書いてください。

4. 以下は AA の 12 ステップのリストです。それぞれのステップを読み, 過去のあなたの取り組みの程度を最もよく表している答えにチェックを入れてください。

	完全に終わった	一部分終わった	まだ始めていない
ステップ 1	☐ (2)	☐ (1)	☐ (0)
ステップ 2	☐ (2)	☐ (1)	☐ (0)
ステップ 3	☐ (2)	☐ (1)	☐ (0)
ステップ 4	☐ (2)	☐ (1)	☐ (0)
ステップ 5	☐ (2)	☐ (1)	☐ (0)
ステップ 6	☐ (2)	☐ (1)	☐ (0)
ステップ 7	☐ (2)	☐ (1)	☐ (0)
ステップ 8	☐ (2)	☐ (1)	☐ (0)
ステップ 9	☐ (2)	☐ (1)	☐ (0)
ステップ 10	☐ (2)	☐ (1)	☐ (0)
ステップ 11	☐ (2)	☐ (1)	☐ (0)
ステップ 12	☐ (2)	☐ (1)	☐ (0)

合計点 ＿＿＿＿＿＿ ＋ ＿＿＿＿＿＿ ＝ (　　　　　)

そのステップで効果があった点や, 効果がなかった点について書いてください。

＿＿＿＿＿＿＿＿＿＿＿＿＿＿＿＿＿＿＿＿＿＿＿＿＿＿＿＿＿＿＿＿＿

＿＿＿＿＿＿＿＿＿＿＿＿＿＿＿＿＿＿＿＿＿＿＿＿＿＿＿＿＿＿＿＿＿

＿＿＿＿＿＿＿＿＿＿＿＿＿＿＿＿＿＿＿＿＿＿＿＿＿＿＿＿＿＿＿＿＿

第 1 部　アセスメント　　21

5. どのくらい頻繁に 1 日 3 回のバランスのとれた食事を食べていましたか?

□なし（0）　　□時々（1）　　□比較的頻繁に（2）　　□頻繁に（3）

日常の食事について書いてください。

朝食：　　_____

午前の間食：_____

昼食：　　_____

午後の間食：_____

夕食：　　_____

夜の間食：_____

その他：　_____

6. どのくらい頻繁に糖分の高い食べ物をとっていましたか?（アメ,チョコレート,ケーキ,その他）

□なし（0）　　□時々（1）　　□比較的頻繁に（2）　　□頻繁に（3）

あなたの好きな糖分の高い食べ物または,「むちゃ喰い」,その食事の前やその最中,その後について書いてください。

7. カフェインを含んだ飲み物をどのくらい頻繁に飲んでいましたか？

□なし（0）　　□時々（1）　　□比較的頻繁に（2）　　□頻繁に（3）

A. 普段どのくらいの量のカフェインを摂っていますか？

□コーヒー　　　　　　　　　＝＿＿＿＿＿＿＿＿＿＿＿＿＿

□カフェイン入りソフトドリンク＝＿＿＿＿＿＿＿＿＿＿＿＿＿

□その他（特定してください）＝＿＿＿＿＿＿＿＿＿＿＿＿＿

B. カフェイン使用の結果，どの位頻繁に気分（より刺激を受けた，エネルギーを得た，注意深くなった，いらいらした）の変化に気づきますか？

□なし（0）　　□時々（1）　　□比較的頻繁に（2）　　□頻繁に（3）

第1部　アセスメント　23

8. どのくらい頻繁にニコチン（タバコ，葉巻，煙の出ないタバコを含む）を使用しますか？

　　□なし（0）　　□時々（1）　　□比較的頻繁に（2）　　□頻繁に（3）

9. 呼吸が荒くなり，汗をかく程度の運動を20～30分，週に3回以上することがどのくらいありますか？

　　□なし（0）　　□時々（1）　　□比較的頻繁に（2）　　□頻繁に（3）

　　通常の運動習慣について書いてください。

_____

_____

_____

_____

_____

_____

10. どのくらい頻繁にリラックス法を用いていましたか？

　　□なし（0）　　□時々（1）　　□比較的頻繁に（2）　　□頻繁に（3）

あなたが使用したリラックス法のタイプと頻度にチェックしてください。

使用したリラックス法のタイプ 　　　　　　**頻度**

	ない	時々	比較的頻繁	頻繁
1．呼吸法………………………	□	□	□	□
2．筋肉リラックス法…………	□	□	□	□
3．イメージ法…………………	□	□	□	□
4．身体部位の 　意識的リラックス法………	□	□	□	□
5．バイオフィードバック法…	□	□	□	□
6．その他 　（　　　　　　　　　　　）…	□	□	□	□

11．回復のために祈りや瞑想をどのくらいの頻度で行いますか？

□なし（0）　　□時々（1）　　□比較的頻繁に（2）　　□頻繁に（3）

最も役に立った祈りや瞑想と，役に立たなかった祈りと瞑想について書いてください。

_____

_____

_____

第1部　アセスメント　25

12. 自分の人生について相談し，定期的にアドバイスを受けるようなことはどのくらいの頻度でありますか？

□なし（0）　　□時々（1）　　□比較的頻繁に（2）　　□頻繁に（3）

13. 問題が起こったときに，すぐさま解決しようとすることはどのくらいありますか？

□なし（0）　　□時々（1）　　□比較的頻繁に（2）　　□頻繁に（3）

A. 即座に解決した問題のタイプを書いてください。

_____

_____

_____

B. 解決まで時間のかかった問題のタイプを書いてください。

_____

_____

_____

14. レクリエーション活動（楽しいと感じる活動）を予定することは，どのくらいの頻度でありますか？

□なし（0）　　□時々（1）　　□比較的頻繁に（2）　　□頻繁に（3）

A. 最も楽しんだレクリエーション活動を書いてください。

_____

_____

_____

_____

_____

B. 最も楽しめなかった活動を書き，その理由を書いてください。

_____

_____

_____

_____

_____

第1部 アセスメント 27

15. 家族と一緒の活動をどのくらいの頻度で予定していますか？

□なし（0）　　□時々（1）　　□比較的頻繁に（2）　　□頻繁に（3）

現在のあなたの家族との関係を書いてください。あなたの依存症と再発しやすさが，家族との関係にどのように影響を及ぼしたか書いてください。

_____

_____

_____

16. 友人と一緒の活動をどのくらいの頻度で予定していますか？

□なし（0）　　□時々（1）　　□比較的頻繁に（2）　　□頻繁に（3）

現在の友人をリストアップし，その人たちとどのくらい親しく感じているか書いてください。

_____

_____

_____

17. レクリエーションや治療に関する活動と両立できるような，規則的な仕事にはどのくらいの頻度で取り組みましたか？

□なし（0）　　□時々（1）　　□比較的頻繁に（2）　　□頻繁に（3）

あなたの典型的な1週間の仕事を書いてください。もし働きすぎているのなら（1日に8時間以上，1週間に40時間以上），何時間働いたか，なぜそのように激しく働いたのか書いてください。

_____

_____

_____

18. 定期的な回復プログラムについて考え，計画を立てるための静かな時間をどのくらいの頻度で予定していましたか？

□なし（0）　　□時々（1）　　□比較的頻繁に（2）　　□頻繁に（3）

あなた自身と回復のための静かな時間をもつ計画について，あなたの気持ちと反応について書いてください。

_____

_____

_____

得点と解釈のポイント

以上の質問に答えた得点を数えることにより，回復のための支援を評価できます。答えの横にある数字をすべて加算し，下に書き込んでください。

総得点＝75点中_____点

次のガイドラインは，あなたの基本的な回復プログラムと再発しやすさの関係を解釈する上で役に立ちます。

特典と解釈のポイント

0－25点：再発の主要因は，おそらく回復のための活動が足りな
かったことです。

26－50点：再発には，おそらく回復のための活動が足りなかった
ことが強い影響を及ぼしていると考えられますが，ス
トレス要因，その他の問題，再発警告サインなども考
慮に入れる必要があります。

51－75点：回復のための活動は十分されていますが，おそらく，
その他の問題があなたのプログラムの効果を邪魔して
います。

エクササイズ
3−B

回復プログラムワークシート
強みと問題点を評価する

過去の回復プログラムにおけるストレングス（強み）：過去の回復プログラムにおいて役に立ち，今後もっと有効なプログラムを計画するにあたってのよりどころになりそうなものは何ですか？

_____

_____

_____

_____

_____

_____

_____

_____

_____

_____

過去の回復プログラムにおける問題点：あなたの回復プログラムにおいて，あなたを弱らせ，再発に導いたことは何ですか。また，何をしなかったからでしょうか？

エクササイズ
3−C
回復プログラムワークシート
期待のレベルを評価する

1. 過去の回復上の努力において，自分に期待しすぎてあまりにも多くやりすぎたり，早くやりすぎたりしようとしたことがありましたか？

□はい　　□いいえ

その理由について書いてください。

2. 自分にほとんど期待がもてず，回復のための基本的な取り決めを実行
   できなかったことがありますか？
   □はい　　□いいえ

   その理由について書いてください。

_____

_____

_____

_____

_____

_____

3. 過去の回復への取り組みの中で間違ってしまったことがありますか？
   つまり，回復プロセスにおける問題のうち単純なものだけ取り上げて
   自分のいいように取りつくろったり，肝心な問題につながる困難な部
   分を避けて否認するようなことがありましたか？
   □はい　□いいえ

   その理由について書いてください。

4. 将来の再発を避けるために, 回復への取り組みとして, これまでと違ったことが必要になりそうな点をリストアップしてください。

第 1 部　アセスメント　　35

エクササイズ
4
Post Acute Withdrawal（PAW）
自己評価

　アルコールやその他の薬物の定期的かつ大量頻回の使用は脳に損傷を与える可能性があります。脳が回復するには6週間から18週間のクリーン時間を要します。脳が回復している間に，多くの人が明確に考えたり，気持ちや感情をマネジメントしたり，ものを覚えたり，ぐっすり眠ったり，身体のコントロールをとったり，ストレスをマネジメントするのが困難になったりします。これらの症状はPost Acute Withdrawal（PAW）と呼ばれます。ストレスが高い間，これらのPAW症状がとてもきつくなり，普通の生活や回復プログラムに干渉することがあります。結果として再発の危険性を高めることがあります。

　もしPAW症状に深刻な問題があるとすれば，このワークブックの再発予防エクササイズを完成していく特別な助けが必要となります。次の質問はあなたがPAW症状をもっているか，どの程度深刻なものかをあなたに決めてもらうためのものです。もし頻繁に混乱するようなPAW症状を見つけたときには，アルコール・薬物依存症を理解している医師や，認定された依存症カウンセラーに連絡をとり，これらの症状をマネジメントする計画を立ててください。

方法：以下の問題で一番あてはまると思うところにチェックを入れてください。

1 部：明確に思考することの難しさ

1-A. 明確に考えるのが難しくなることがどのくらいの頻度でありますか？（1つ選んでください）

□ 1 週間に 1 回以下　　□ 1 週間に 1 回　　□ 1 週間に数回

□ 1 日に 1 回　　□ 1 日に 1 回以上

1-B. 明確に考えるのが困難なとき，下記のどのような状態になりますか？（あてはまるすべてにチェック）

□数分以上集中したり，注意を向けつづけることができない

□以前簡単に解決していた問題が解決できない

□同じことを何度も何度も考え，ほかの事を考えることができない

□実際に人を見たり，物を触ったりしなければ，言葉や考えを理解するのがとても難しい

□考えが矛盾し，順序立てて理論的に考えることができない

□簡単なはずの問題の原因がわからない

□最も大事なことがわからず，優先順位をつけられない

□あきらかにわかるはずの，自分や他人の行動の当然の結果が予測できない

□自分の判断による適切な行動がとれず，自分に必要とわかっていることができない

□自分や他人を傷つけると知っていることをやめることができない

1-C. どの文章が，ストレスと思考の困難さとの関係を表していますか？
（1つ選んでください）

□ストレスが高いときにのみ，明確な思考が困難になる。ストレスが低いときには思考は普通に戻る

□ストレスが高いときにも低いときにも明確にした思考は困難である。クリーンでいると，はっきり考えることはまったくできないように感じられる

1-D. 明確に考えることが困難になる時間はどのくらい続きますか？
（1つ選んでください）

□15分以下　　□15分から1時間　　□1時間から6時間

□7時間から23時間　　□1日から3日　　□4日から7日

□8日以上

1-E. 明確に考えるのが困難なとき，どのくらいうまく機能（日常生活をふつうに送ること）ができますか？（1つ選んでください）

□余分な努力なしに普通に機能できる

□普通に機能できるが，特別な努力を必要とする

□特別な努力があっても，時には普通に機能できない

□特別な努力があっても，ほとんど普通に機能できない

2 部：気持ちや感情のマネジメントの困難さ

2-A. どのくらいの頻度で，自分の気持ちや感情をマネジメントするのが
難しいですか？（1 つ選んでください）

□ 1 週間に 1 回以下　　□ 1 週間に 1 回　　□ 1 週間に数回
□ 1 日に 1 回　　□ 1 日に 1 回以上

2-B. どの感情がマネジメントするのが最も難しいと思いますか？（あ
てはまるすべてにチェック）

□強さ　　□安心感　　□弱さ　　□恐れ　　□怒り　□満足感
□気にかける　　□不満　　□喜び　　□罪悪感　　□悲しみ
□羞恥心

2-C. 気持ちや感情をマネジメントするのが困難なとき，以下のどれを
経験しますか？（1 つ選んでください）

□感情的に過剰反応する（自分の問題や周りの状況に照らして，
　より強い感情が現れてくる）
□感情的に麻痺している（何を感じているかわからない）
□感情的な過剰反応や麻痺を行ったり来たりする
□必要なときや適切なときには，誰かほかの人に自分がもってい
　る感情を説明することができる

2-D. どの文章がストレスと気持ちや感情のマネジメントの困難さとの
関係を最も正確に表していますか？（1 つ選んでください）

第1部　アセスメント　39

□ストレスの高いときにのみ，気持ちや感情のマネジメントは困
　難になる。ストレスが低いときには感情は普通に戻る

□ストレスが高いときにも低いときにも気持ちや感情のマネジメ
　ントは困難である。クリーンでいるときには感情をマネジメン
　トすることが決してできないと感じる

2-E．気持ちや感情のマネジメントが困難である状態はどのくらい続き ますか？（1つ選んでください）

□15分以下　　　□15分から1時間　　　□1時間から6時間

□7時間から23時間　　　□1日から3日　　　□4日から7日

□8日以上

2-F．気持ちや感情のマネジメントが困難なとき，どのくらいうまく機能 できますか？（1つ選んでください）

□あまり努力しなくても普通に機能できる

□普通に機能できるが，かなりの努力を必要とする

□努力をしても，時には普通に機能できない

□努力しても，ほとんど普通に機能できない

3部：記憶の困難さ

3-A．物を覚えるのが難しいことがどのくらいありますか？

□1週間に1回以下　　　□1週間に1回　　　□1週間に数回

□1日に1回　　　□1日に1回以上

3-B．記憶するのが困難なとき，以下のどれを経験しますか？（あては まるすべてにチェック）

□何かを覚えても，すぐ忘れてしまう

□以前に知っていたことを思い出せない

□幼少時代の大事な出来事を思い出せない

□大人になってからの大事な出来事を思い出せない

3-C．どの文章がストレスと記憶との関係を最も正確に表しているで しょうか？（1つ選んでください）

□ストレスの高いときにだけ，記憶が困難になる。ストレスが低 いときには記憶力は普通に戻る

□ストレスが高いときにも低いときにも記憶の困難さがある。ク リーンでいるときには記憶することが決してできないように感 じる

3-D．記憶の困難さはどのくらい続きますか？（1つ選んでください）

□15分以下　　□15分から1時間　　□1時間から6時間

□7時間から23時間　　□1日から3日　　□4日から7日

□8日以上

3-E．記憶するのが困難なとき，どのくらいうまく機能できますか？（1 つ選んでください）

□余分な努力なしに普通に機能できる

□普通に機能できるが，特別な努力を必要とする

第 1 部　アセスメント　　41

□特別な努力があっても，時には普通に機能できない
□特別な努力があっても，ほとんど普通に機能できない

4 部：身体のコントロールの難しさ

4-A．どのくらい頻繁に身体のコントロールを取るのが難しいですか？

□ 1 週間に 1 回以下　　□ 1 週間に 1 回　　□ 1 週間に数回

□ 1 日に 1 回　　□ 1 日に 1 回以上

4-B．身体のコントロールを取るのが困難なとき，以下のどれを経験しますか？（あてはまるすべてにチェック）

□めまい　　□反射が鈍くなる　　□バランスを取ることの困難さ

□ぎこちなさ　　□手と目の調整問題　　□事故が起こりやすい

4-C．どの文章がストレスと身体のコントロールの困難さの関係を最も正確に表しているでしょうか？（1 つ選んでください）

□ストレスの高いときには身体のコントロールの困難さしか経験しない。ストレスが低いときには身体のコントロールは普通に戻る

□ストレスが高いときにも低いときにも身体のコントロールの困難さがある。クリーンでいるときには身体のコントロールを取ることが決してできないように見える

4-D. 身体をコントロールするのが困難なとき，どのくらいうまく機能できますか？（1つ選んでください）

□あまり努力しなくとも普通に機能できる

□普通に機能できるが，かなりの努力を必要とする

□努力をしても，時には普通に機能できない

□努力してもほとんど普通に機能できない

5部：ぐっすりと寝ることの困難さ

5-A. どのくらい頻繁にぐっすりと寝るのが難しいですか？

□1週間に1回以下　　□1週間に1回　　□1週間に数回

□1日に1回　　□1日に1回以上

5-B. ぐっすりと寝るのが困難なとき，以下のどれを経験しますか？（あてはまるすべてにチェック）

□眠りに就くのが難しい

□いつも疲労を感じている

□ふつうでない，または嫌な夢をみる

□眠くなると1日の中で変化を感じる

□夜に何度も起きる

□極端に長く寝てしまう

□睡眠の後，休んだ気がしない

□上記のどれでもない

第 1 部　アセスメント　　43

5-C. どの文章がストレスと睡眠の困難さとの関係を最も正確に表して いるでしょうか？（1 つ選んでください）

□ストレスの高いときにだけ，ぐっすりと寝ることが難しい。ス トレスが低いときには睡眠は普通に戻る

□ストレスが高いときにも低いときにも睡眠は困難である。クリーンでいるときには，ぐっすりと眠ることは決してできないように 感じる

5-D. ぐっすりと眠るのが難しいのはどのくらい続きますか？（1つ選 んでください）

□15 分以下　　□15 分から 1 時間　　□1 時間から 6 時間

□7 時間から 23 時間　　□1 日から 3 日　　□4 日から 7 日

□8 日以上

5-E. ぐっすりと眠るのが困難なとき，どのくらいうまく機能できます か？（1 つ選んでください）

□あまり努力しなくとも普通に機能できる

□普通に機能できるが，かなりの努力を必要とする

□努力をしても，時には普通に機能できない

□努力してもほとんど普通に機能できない

6 部：ストレスマネジメントの困難さ

6-A. どのくらいの頻度でストレスをマネジメントするのが難しいですか？

□ 1 週間に 1 回以下　　□ 1 週間に 1 回　　□ 1 週間に数回

□ 1 日に 1 回　　□ 1 日に 1 回以上

6-B. ストレスをマネジメントするのが困難なとき，以下のどれを経験しますか？（あてはまるすべてにチェック）

□ストレスの小さなサインを認識することができない

□ストレスを感じるとリラックスできない

□いつも疲労感や消耗感がある

□ストレスで身体がダメになってしまう気がする

□ストレスで精神的にダメになってしまう気がする

□深刻なストレスによって普通に機能できない

6-C. どの文章がストレスとストレスマネジメントの困難さとの関係を最も正確に表しているでしょうか？（1 つ選んでください）

□ストレスの高いときにだけ，ストレスマネジメントが困難になる。ストレスが低いときにはストレスマネジメント能力は普通に戻る

□ストレスが高いときにも低いときにもストレスマネジメントは困難である。クリーンでいるときには，ストレスをマネジメントすることが決してできないように感じる

6-D. ストレスをマネジメントするのが難しいのはたいていどのくらい続きますか？（1 つ選んでください）

□ 15 分以下　　□ 15 分から 1 時間　　□ 1 時間から 6 時間

□ 7 時間から 23 時間　　□ 1 日から 3 日　　□ 4 日から 7 日
□ 8 日以上

6-E. ストレスをマネジメントするのが困難なとき，どのくらいうまく機能できますか？（1 つ選んでください）

□あまり努力しなくとも普通に機能できる

□普通に機能できるがかなりの努力を必要とする

□努力をしても，時には普通に機能できない

□努力してもほとんど普通に機能できない

エクササイズ
5
当面の再発予防プラン

　方法：包括的な再発予防プランを立てる前に，再発を引き起こす原因となる問題や状況を特定するステップを次の6週間以内に早めに行い，それらに対処するプランを立てることが大切です。次のエクササイズで今後6週間の間にあなたを再発の危険にさらす3つの状況を特定します。次に再発につながる状況でのあなたの思考，感情，行動を特定します。

　リスクの高い状況とは，あなたをアルコールや薬物使用につなげる危険のある経験すべてを指します。リスクの高い状況の例は：（1）アルコールを出すレストランで夕食をとる，（2）一緒に飲酒していた同僚のいる仕事に戻る，または（3）仕事で怒っている客と接する，などです。飲酒や薬物使用への強い誘惑を引き起こす状況は，どのようなものでも対処が必要なリスクの高い状況です。

第 1 部　アセスメント　　47

エクササイズ
5－A

電話での連絡

方法：もしも依存的使用が始まる渇望を感じたなら，あなたを回復にとどめてくれる支援をしてくれるであろう 5 人の名前，電話番号をリストアップしてください。

1．名前：＿＿＿＿＿＿＿＿＿＿　　**家の電話**：＿＿＿＿＿＿＿＿＿＿＿

連絡のつく時間帯：□日中　□夕方　□夜　**仕事の電話**：＿＿＿＿＿＿＿＿＿＿＿

2．名前：＿＿＿＿＿＿＿＿＿＿　　**家の電話**：＿＿＿＿＿＿＿＿＿＿＿

連絡のつく時間帯：□日中　□夕方　□夜　**仕事の電話**：＿＿＿＿＿＿＿＿＿＿＿

3．名前：＿＿＿＿＿＿＿＿＿＿　　**家の電話**：＿＿＿＿＿＿＿＿＿＿＿

連絡のつく時間帯：□日中　□夕方　□夜　**仕事の電話**：＿＿＿＿＿＿＿＿＿＿＿

4．名前：＿＿＿＿＿＿＿＿＿＿　　**家の電話**：＿＿＿＿＿＿＿＿＿＿＿

連絡のつく時間帯：□日中　□夕方　□夜　**仕事の電話**：＿＿＿＿＿＿＿＿＿＿＿

5．名前：＿＿＿＿＿＿＿＿＿＿　　**家の電話**：＿＿＿＿＿＿＿＿＿＿＿

連絡のつく時間帯：□日中　□夕方　□夜　**仕事の電話**：＿＿＿＿＿＿＿＿＿＿＿

> ## エクササイズ
> ## 5−B
> ## 当面のリスクの高い状況

方法：今後，数週間以内にあなたに依存的使用を始めるような気にさせる３つの状況をリストアップしてください。

1. 当面のリスクの高い状況＃１：

_____

_____

_____

_____

_____

_____

2. 当面のリスクの高い状況＃2：

3. 当面のリスクの高い状況＃3：

エクササイズ 5—C

当面の再発予防プラン＃1

1. **当面のリスクの高い状況＃1**：今後，6週間以内にあなたを再発の危険にさらす可能性のある状況を書いてください。

第 1 部　アセスメント　　51

2. **非論理的思考：**再発を引き起こす状況において，あなたは何を考えがちですか？

3. **マネジメントできない感情:**再発を引き起こす状況において，どういった感情をもちがちですか？

4. 自己破壊的行動への欲求：再発を引き起こす状況において，どんなことをしたいと思いがちですか？

5. より効果的な考えかた：この状況で，あなたがクリーンでいられ，再発を避けるためにできる考えかたは何がありますか？

第 1 部　アセスメント　　53

6. **より効果的な感情のマネジメント**：この状況で，あなたがクリーンで
   いられ，再発を避けることができるように感情をマネジメントする方
   法は，ほかに何がありますか？

\
\
\
\
\

7. **より効果的な行動**：この状況で，あなたがクリーンでいられ，再発を
   避けることができるための行動は，ほかに何がありますか？

\
\
\
\
\

> # エクササイズ
> ## 5—D
> ### 当面の再発予防プラン＃2

1. 当面のリスクの高い状況＃1：今後，6週間以内にあなたを再発の危険にさらす可能性のある状況を書いてください。

_____

_____

_____

_____

_____

_____

_____

_____

第 1 部 アセスメント 55

2. **非論理的思考**：再発を引き起こす状況において，あなたは何を考えがちですか？

3. **マネジメントできない感情**：再発を引き起こす状況において，どういった感情をもちがちですか？

4. 自己破壊的行動への欲求：再発を引き起こす状況において，どんなことをしたいと思いがちですか？

_____

_____

_____

_____

_____

5. より効果的な考えかた：この状況で，あなたがクリーンでいられ，再発を避けるためにできる考えかたは何がありますか？

_____

_____

_____

_____

第1部 アセスメント　57

6. より効果的な感情のマネジメント： この状況で，あなたがクリーンで
　いられ，再発を避けることができるように感情をマネジメントする方
　法は，ほかに何がありますか？

---

7. より効果的な行動： この状況で，あなたがクリーンでいられ，再発を
　避けることができるための行動は，ほかに何がありますか？

> ## エクササイズ
> ## 5－E
>
> ## 当面の再発予防プラン＃3

1. 当面のリスクの高い状況＃3：今後，6週間以内にあなたを再発の危険にさらす可能性のある状況を書いてください。

第1部 アセスメント 59

2. 非論理的思考：再発を引き起こす状況において，どんなことを考えることが多かったでしょうか？

_____

_____

_____

_____

3. マネジメントできない感情：再発を引き起こす状況において，どういう感情をもつことが多かったでしょうか？

_____

_____

_____

_____

4. 自己破壊的行動への欲求：再発を引き起こす状況において，どんなことをしたいと思うことが多かったでしょうか？

_____

_____

_____

_____

_____

5. より効果的な考えかた：この状況で，あなたがクリーンでいられ，再発を避けるためにできる考えかたは何がありますか？

_____

_____

_____

_____

_____

第 1 部　アセスメント　　61

6. **より効果的な感情のマネジメント**：この状況で，あなたがクリーンで
   いられ，再発を避けることができるように感情をマネジメントする方
   法は何がありますか？

---

7. **より効果的な行動**：この状況で，あなたがクリーンでいられ，再発を
   避けることができるための行動は何がありますか？

エクササイズ
6

再発初期介入ワークシート

　方法：回復途上者の中には，もし再発したとすれば依存症的に飲酒や薬物使用を継続するしかなく，そうしてそれまで得てきたものすべてを破壊し，また底をつくしかないと誤解している人がたくさんいます。そんなことはありません。適切な計画と準備があれば，あなたやあなたが愛する人たちは対策をとることができます。底をつく前に，再発をいち早く食い止めることは可能なのです。このプロセスを再発初期介入といいます。初期の再発介入プランを立てるために次のことをしてください。

1. もし飲酒や薬物使用を始めたとしても，それを止めるために何ができるか考えてください。12ステップのスポンサーに連絡したり，治療センターに入所したり，カウンセラーに電話したりすることなどが考えられます。第一の課題として，再発を初期に食い止めるためにできることを考えて書いてください。

2. 依存症者が薬物を依存的に使用し始めたとき，彼らは多くの場合，コントロールを失っています。コントロールを失うとは，思考や判断または行動を調整できなくなることです。結果として自分自身だけでは飲酒や薬物使用をやめられなくなります。しかし良いこともあり，それはあなた以外の誰かであれば，あなたが依存的使用をやめ，コントロールを取り戻すためのことができるかもしれない，ということで

す。2番目の課題は，もしあなたが再発したとしても，飲酒や薬物使用をやめる気になるために，誰かにしてもらいたいことや言ってもらいたい言葉を列記することです。

3. 依存症は否認の病気です。飲酒や薬物を使用しているときには，依存症者は言い訳を作ってほとんどすべての支援を拒否します。結果として，ほかの人たちに助けを求める力も失ってしまいます。3番目の課題は，誰かがあなたの飲酒や薬物使用を止めようとしたとして，その努力に応じようとしないことがどのくらいありえるかを考えることです。もし誰かの助けを拒否しているときでも，あなたの飲酒や薬物使用をやめさせられるような効果的なアドバイスや対処法を書き込んでください。

1. もし依存的使用に戻ったとき，回復に戻るためにどのような行動がとれますか？

_____

_____

_____

_____

2. もし再発したら，あなたが依存的使用をやめる気になるようにほかの
人が取れる行動は何ですか？

3. もし依存的使用に戻り，ほかの人たちがあなたを治療につなげようと
しても拒否したとしたら，それでもあなたを治療につなげる最も効果
的な方法は何だと思いますか？

　このページのコピーをあなたのカウンセラーや，家族のかかりつけ医，
個人的弁護士，12ステッププログラムスポンサー，家族やあなたの再発
予防ネットワークのほかの人たちに配ることをお勧めします。

第 1 部 アセスメント　65

エクササイズ
7

再発の正当化に挑戦する

方法：依存的使用に戻るとき，依存症者は飲酒や薬物使用は合理的であり，安全で正しいことであると自分自身に言い聞かせます。AA ではこのような考えかたを「問題につながる考え（におう考え）」と呼びます。認知療法のセラピストは非合理的思考と呼びます。飲酒や薬物使用をしても良いと自分自身に言い聞かせる不合理な思考は，再発の正当化と呼びます。

再発の正当化とは，飲酒や薬物使用をしても大丈夫だと自分自身に納得させることを指します。再発は正当化に始まり，使用しようという決心で終わることが一般的です。下記は典型的な再発正当化の例です。

1. 断酒していてもぜんぜんリラックスできないし，楽しくないから，飲酒しても同じだ。

2. クリーンになってからパートナー（妻・夫）との問題はいっそう悪化している。再び飲酒や薬物使用をしても同じことだ。

3. 数カ月もクリーンでいるのにもかかわらず，上司はいまだ自分を信用してくれない。再び使用し始めても同じことだ。

あなたの過去の再発エピソードを振り返ってください。飲酒や薬物使用を再開しようと決める前を思い返してください。飲酒や薬物使用をしようという決心を正当化するために，自分で自分に言い聞かせた言葉を思い出せるでしょうか。

よく言っていた再発正当化を３つ思い出して，どうすれば再発正当化を乗りこえ，ソブラエティであり続けられるように自分を納得させることができるかを考えてください。

第 1 部　アセスメント　　67

エクササイズ
7－A

再発正当化を乗り越える＃ 1

再発正当化＃ 1：飲酒や薬物を使用することを正当化するために，私は次のように自分に言い聞かせてきました。

_____

_____

_____

挑戦＃ 1：この再発正当化に挑戦し，次のように自分に言い聞かせ，クリーンでいられるようにします。

_____

_____

_____

_____

エクササイズ
7−B

再発正当化を乗り越える＃2

再発正当化＃2： 飲酒や薬物を使用することを正当化するために，私は次のように自分に言い聞かせてきました。

_____

_____

_____

挑戦＃2: この再発正当化に挑戦し，次のように自分に言い聞かせ，クリーンでいられるようにします。

_____

_____

_____

_____

第 1 部　アセスメント　69

エクササイズ
7−C
再発正当化を乗り越える＃3

再発正当化＃3：飲酒や薬物を使用することを正当化するために，私は次のように自分に言い聞かせてきました。

_____

_____

_____

挑戦＃3:この再発正当化に挑戦し，次のように自分に言い聞かせ，クリーンでいられるようにします。

_____

_____

_____

_____

エクササイズ
8－A

生活とアディクションのふりかえりワークシート

使用法：生活の中で繰り返される問題への対処がわからないために，再発を繰り返す場合も多いのです。このワークシートの目的は，繰り返し起こる問題を振り返り，特定することです。

次のエクササイズは，あなたに人生について考える助けをし，また，生活上起こる問題への対処方法として飲酒や薬物使用をしてきたのかを考える手助けをします。

このエクササイズでは以下の質問に答えてください。
・早期幼少時代（生まれてから中学までの期間）
・中学時代
・高校時代
・大学時代（出席していれば）
・成人してからの職歴
・成人してからの交際歴
・成人してからの友人歴

第1部 アセスメント　71

1. 早期幼少時代：中学に行く前までのあなたの家族を思い出しながら以下の質問に答え，あなたの早期幼少時代について述べてください。

A. あなたの母親はどのような人でしたか？

_____

_____

_____

_____

_____

B. あなたの父親はどのような人でしたか？

_____

_____

_____

_____

_____

C. 母親と父親はどのような関係でしたか？

D. あなたと母親の関係は？

第 1 部　アセスメント　73

E．あなたと父親の関係は？

F．あなたと兄弟姉妹との関係は？

G. 子ども時代のあなたについて書いてください。

H. 当時のあなたの子どもとしての長所は？

第 1 部　アセスメント　　75

I.　当時のあなたの子どもとしての短所は？

_____

_____

_____

_____

_____

J.　人からよい人と思われようとして身につけたのはどんなことでした
　　か？

_____

_____

_____

_____

K. 人からよい人に思われようとすれば，してはいけないと気づいたこと
はどんなことでしたか？

_____

_____

_____

_____

_____

2. **幼少時代の依存的使用：子どもは，両親や両親以外の家族，家族の友**
人たちの飲酒，薬物使用方法から重要な教訓を学びます。幼少時代を
振り返り，これらの経験から何を学んだのかをもとにこれらの質問に
答えてください。

A. あなたの母親と父親はどのくらいの頻度で飲酒または薬物使用をして
いましたか？

_____

_____

第1部　アセスメント　77

B.　あなたの母親や父親が飲酒，薬物を使用する際，どのくらいの量を使うことが多かったですか？

_____

_____

C.　大人になって飲酒や薬物使用をすれば，子どもの頃と違うどんなことができたり，どんな大人になれると考えていましたか？

_____

_____

_____

D.　大人になって飲酒や薬物使用をすれば，子どもの頃と違って，しなくてはならないどんなことをしなくて済んだり，逃げ出したり，折り合ったりできると考えていましたか？

_____

_____

_____

3. 中学時代：

A. 中学時代には自分自身の肯定的な点や長所になるような，どんなこと
を身につけましたか？

_____

_____

_____

_____

B. 中学時代には自分自身の否定的な点や短所になるような，どんなこと
を身につけましたか？

_____

_____

_____

_____

第 1 部　アセスメント　79

C. 自分自身のイメージについて，子ども時代に両親から言われたあなた
　　自身のイメージと，中学になって自分でもつようになった自分のイ
　　メージで，共通していたのはどんなところでしたか？

_____

_____

_____

_____

D. 自分自身のイメージについて，子ども時代に両親から言われたあなた
　　自身のイメージと，中学になって自分でもつようになった自分のイ
　　メージで，異なっていたのはどんなところでしたか？

_____

_____

_____

_____

4. 中学時代の依存的使用：

A. どのくらいのアルコールまたはほかの薬物を使用していましたか？

B. アルコール・薬物の使用頻度は？

C. アルコールや薬物使用をしていなかったらできないようなことで，できたのはどのようなことでしたか？

第 1 部　アセスメント　　81

D. アルコールや薬物使用をしていなかったらできないような，どんなことをしなくて済むように，対処させてくれたと思いますか？

_____

_____

_____

_____

5. 高校時代：

A. 高校時代にあなた自身のどのような肯定的な面や長所について学びましたか？

_____

_____

_____

_____

B. 高校時代にあなた自身のどのような否定的・悪い点について学びましたか？

C. 高校時代に学んだあなた自身についてのイメージは，子ども時代に両親から学んだイメージとどんなところが同じでしたか？

第1部 アセスメント　83

D. 高校時代に学んだあなた自身についてのイメージは，子ども時代に両
　 親から学んだイメージとどんなところが異なりましたか？

_____

_____

_____

_____

6. 高校時代の依存的使用：

A. どのくらいの量のアルコールまたはほかの薬物を使用していました
　 か？

_____

_____

B. アルコール・薬物の使用頻度は？

_____

_____

C. アルコールや薬物を使用していなかったらできないような，どんなことができましたか？

D. アルコールや薬物は使用していなかったらしなくてはならないようなことで，しなくて済んだのはどのようなことでしたか？

E. アルコールや薬物から実際にどのような利益を得られましたか？

第 1 部 アセスメント 85

F. アルコールや薬物によってどのような問題が起きましたか？

_____

_____

_____

_____

_____

7. 大学時代：

A. 大学時代にあなた自身のどのような肯定的な面や長所があるとわかり
ましたか？

_____

_____

_____

_____

_____

B. 大学時代にあなた自身のどのような否定的な面や悪い点があるとわかりましたか？

C. 大学時代に学んだあなた自身についてのイメージは，子ども時代に両親から学んだイメージとどんなところが同じでしたか？

D. 大学時代に学んだあなた自身についてのイメージは，子ども時代に両親から学んだイメージとどんなところが異なっていましたか？

_____

_____

_____

_____

8. 大学時代の依存的使用：

A. どのくらいのアルコールまたはほかの薬物を使用していましたか？

_____

_____

B. アルコール・薬物の使用頻度は？

_____

_____

_____

C. アルコールや薬物は使用していなかったらできないようなことで，できたことはどのようなことでしたか？

D. アルコールや薬物は使用していなかったらしなければならなかったようなことで，しなくて済んだことはどのようなことでしたか？

第 1 部 アセスメント　　89

E. アルコールや薬物から実際にどのような利益を得られましたか？

F. アルコールや薬物によってどのような問題が起きましたか？

9. 成人時代の職歴：

初めての就職した仕事，それぞれの就職期間，退職理由のリストを書いて
ください。

10. 仕事における依存的使用の影響：

A. アルコールや薬物を使用していたために可能になった業績や仕事上の
出世はどんなことでしたか？

B. アルコールや薬物を使用していたためにしないで済んだ仕事や，仕事
上の立場はどんなことでしたか？

第1部 アセスメント　91

C．職歴上，アルコールや薬物はどのような結果を生みましたか？

―――――――――――――――――――――――――――――

―――――――――――――――――――――――――――――

―――――――――――――――――――――――――――――

―――――――――――――――――――――――――――――

―――――――――――――――――――――――――――――

11．成人時代の家族や親しい人：

あなたの親密な関係（性的・恋愛）関係を書き，それぞれがどのくらいの
期間続いたか，なぜ終わったのかを書いてください。

―――――――――――――――――――――――――――――

―――――――――――――――――――――――――――――

―――――――――――――――――――――――――――――

―――――――――――――――――――――――――――――

12. 家族・親密な関係上の依存的使用の影響：

A. アルコールや薬物を使用していたからこそできたのはどのような交際でしたか？

_____

_____

_____

_____

B. アルコールや薬物を使用していなかったら経験しなくてはならなかった義務やプレッシャーのうち，しなくて済んだのはどのようなことでしたか？

_____

_____

_____

_____

第1部 アセスメント　93

C. 親密な相手・家族との生活上，アルコールや薬物はどのような結果を
生みましたか？

_____

_____

_____

_____

13. 成人時代の社交・友人関係：

性的関係でない親しい同性，異性の個人的な友人関係をすべて書き，それ
ぞれが続いた期間，関係が終わった理由を書いてください。

_____

_____

_____

_____

_____

14. 社会生活や友人関係上に与えた依存的使用の影響：

A. アルコールや薬物を使用していなかったらなかった友人関係はどのようでしたか？

B. アルコールや薬物の使用は，どのような義務やプレッシャーをしなくて済むように，対処させてくれたと思いますか？

C. 社会生活・友人関係上，アルコールや薬物はどのような結果を生みましたか？

_____

_____

_____

_____

_____

15. あなたの子ども時代に，あなたの両親があなたに将来こうなって欲しいと期待した点で，今のあなたもその通りなのはどのようなところでしょうか？

_____

_____

_____

_____

16. あなたの子ども時代に，あなたの両親があなたに将来こうなって欲しいと期待した点で，今のあなたと異なっているのはどのようなところでしょうか？

17. アルコール・薬物によって，あなたの人生経験としてできた良いことは何ですか？

第1部 アセスメント　　97

18. アルコール・薬物によって，あなたの人生経験としてやらなくて済むように回避できたことは何ですか？

エクササイズ
8−B

過去の人生とアディクション
証拠書類フォーム

方法： 下の空白にあなたの過去の人生と依存歴をまとめてください。あなたの人生における過去の出来事と，それに対処するためにアディクションという方法をどのように使ってきたのか，その関係を回想してください。

過去の人生：

1．幼少時代

_____

_____

_____

_____

_____

飲酒・薬物歴：

2．依存的使用

_____

_____

_____

_____

_____

3. 中学時代

4. 依存的使用

5. 高校時代

6. 依存的使用

7. 大学時代

8. 依存的使用

9. 成人時代・仕事

10. 依存的使用

11. 成人時代の家族・親密関係

12. 依存的使用

13. 成人時代の社交

14. 依存的使用

15. 両親の期待と同様な点：

16. 両親の期待と異なる点：

17. 私の人生においてアルコールや薬物によって可能になったと思っていること

第 1 部　アセスメント　103

18. アルコールや薬物のおかげでしなくて済んだこと，回避できたこと，対処できたこと

エクササイズ
9—A

←――――――――――――――――→

再発カレンダー

　再発しがちな人々のなかには，自分の再発の記憶を軽視したり，ひどく恐れている人も多くいます。軽視する人は「自分はめったに再発しないし，してもそんなにひどいものじゃない」と思っていることが多く，恐怖化する人は「自分は数え切れないくらい何度も再発してきた。再発するたびにいつもすべてを失っている」と思いがちです。

　再発カレンダーによって，どのくらい多くの再発エピソードがあったのか，再発をもたらす原因は何か，どのくらいの期間，再発が続くのかについて思い出すことができます。再発エピソードとは，以前の再発から最低10日の断酒（薬）の後の飲酒・薬物使用期間のことです。

方法：

1. 一行目に，最初に真剣に断酒・断薬を試みた日付を書いてください。

2. 最初の欄は年を書いてください。最初に真剣に断酒・断薬に取り組もうとした年から，今日までのすべての年を書いてください。

3. それぞれの年の欄の後に月ごとに区切った時間割があります。断酒・断薬への最初の真剣な試みをした日付のところに縦線（｜）を書き込んでください。

4. 依存的使用に戻ったところに縦線（｜）を書き込んでください。最初の断酒・断薬期間を示すためにその2つの縦線をまっすぐな横線で結んでください。

5. 次の断酒・断薬の時を縦線で書いてください。依存的使用期間を示すために，以前の縦線とその縦線をギザギザの線（/\/\/\）で結んでください。

6. すべての断酒・断薬期間をまっすぐな横線で記し，すべての依存的使用期間をギザギザの線で記してください。すべての断酒・断薬期間と再発エピソードを書き込んでください。

再発カレンダー

最初に真剣に断酒・断薬を試みた日： _____

年	1月	2月	3月	4月	5月	

第 1 部　アセスメント　107

6月	7月	8月	9月	10月	11月	12月

年	1月	2月	3月	4月	5月	

6月	7月	8月	9月	10月	11月	12月

エクササイズ
9－B

再発エピソードリスト

　方法：再発エピソードリストを完成させることで，それぞれの断酒・断薬期間を明らかにし，再発についてより詳しく回想することができます。次のエクササイズには再発カレンダーを見返しながら取り組んでください。

1. 最初の行の空白に，断酒・断薬しようと真剣に取り組もうとした初めての日付を書き込んでください。

2. 最初の断酒・断薬期間を思い出し，自分にとってのその期間の意味を示すような題名をつけてください。

　　例１：あなたの妻を離婚からとどめるために依存的使用をやめたとしたら，題名は「自分の結婚を救う」となります。
　　例２：解雇されないように依存的使用をやめたとしたら，題名は「仕事を救う」がふさわしいです。
　　例３：使用継続する体の具合が悪すぎると感じてやめたのなら，題名は「連続使用には体の具合が悪すぎ」がふさわしいです。

3. 「開始日」というところに最初の断酒・断薬期間が始まった日付を書いてください。

4. 「停止日」というところに依存的使用に戻った日付を書いてください。

5. 「期間」というところに断酒・断薬期間を書いてください。

6. 最初の再発エピソードを思い出し，その再発があなたにとってどんな意味だったのかを表す題名を書いてください。

　　例1：飲酒をやめたのにもかかわらず離婚されたので再発したなら，題名は「離婚再発」がふさわしいです。
　　例2：断薬中なのに仕事をクビにされたり，解雇されたりしたので再発したなら，題名は「失職再発」がふさわしいです。

7. 「開始日」のところに最初の再発エピソードが始まった日を書いてください。

8. 「停止日」のところに依存的使用をやめたり，断酒・断薬に戻った日を書いてください。

9. 「期間」のところに依存的に使用していた期間を書いてください。

10. この再発エピソードがどれほどのダメージを与えたのかを思い出してください。

　　A. もしその再発が他人にとって深刻な結果を招かないような個人的な小問題を引き起こすにとどまったのなら，結果の深刻度のところの「軽度」をチェックしてください。
　　B. もしその再発が他人に影響したが，あなたの健康やライフスタイ

ルに深刻なダメージを及ぼさなかった場合，「中度」をチェック
してください。

C. もしその再発が他人にも，あなたの健康にもライフスタイルにも
深刻な問題を引き起こす結果となった場合，「重度」をチェック
してください。

もし，

1. あなたが解毒や医療問題で入院を必要としたとき
2. 再発の結果，刑罰に服することになったり，停職や退職になっ
   てしまったとき
3. 再発の結果，別居や離婚をしたとき
4. 再発の結果，逮捕されたとき

11. あなたの再発カレンダー上でのそれぞれの断酒・断薬・再発期間ご
    とに，この練習の2から10まで繰り返ししてください。

再発エピソードリスト

私が初めて真剣に断薬しようとした日は： _____

断酒・断薬期間＃１：タイトル	開始日	停止日	期間

再発エピソード＃１：タイトル	開始日	停止日	期間

結果の深刻度	☐軽度：軽い自分自身の問題 ☐中度：まわりの人にも深刻ではないが問題が及んだ ☐重度：まわりの人にも深刻な問題，健康やライフスタイルの問題

断酒・断薬期間＃２：タイトル	開始日	停止日	期間

再発エピソード＃２：タイトル	開始日	停止日	期間

結果の深刻度	☐軽度：軽い自分自身の問題 ☐中度：まわりの人にも深刻ではないが問題が及んだ ☐重度：まわりの人にも深刻な問題，健康やライフスタイルの問題

断酒・断薬期間＃3：タイトル	開始日	停止日	期間

再発エピソード＃3：タイトル	開始日	停止日	期間

結果の深刻度	□軽度：軽い自分自身の問題 □中度：まわりの人にも深刻ではないが問題が及んだ □重度：まわりの人にも深刻な問題，健康やライフスタイルの問題

断酒・断薬期間＃4：タイトル	開始日	停止日	期間

再発エピソード＃4：タイトル	開始日	停止日	期間

結果の深刻度	□軽度：軽い自分自身の問題 □中度：まわりの人にも深刻ではないが問題が及んだ □重度：まわりの人にも深刻な問題，健康やライフスタイルの問題

断酒・断薬期間＃5：タイトル	開始日	停止日	期間

再発エピソード＃5：タイトル	開始日	停止日	期間

結果の深刻度	□軽度：軽い自分自身の問題 □中度：まわりの人にも深刻ではないが問題が及んだ □重度：まわりの人にも深刻な問題，健康やライフスタイルの問題

第1部 アセスメント 115

断酒・断薬期間＃6：タイトル	開始日	停止日	期間

再発エピソード＃6：タイトル	開始日	停止日	期間

結果の深刻度	□軽度：軽い自分自身の問題 □中度：まわりの人にも深刻ではないが問題が及んだ □重度：まわりの人にも深刻な問題，健康やライフスタイルの問題

断酒・断薬期間＃7：タイトル	開始日	停止日	期間

再発エピソード＃7：タイトル	開始日	停止日	期間

結果の深刻度	□軽度：軽い自分自身の問題 □中度：まわりの人にも深刻ではないが問題が及んだ □重度：まわりの人にも深刻な問題，健康やライフスタイルの問題

断酒・断薬期間＃8：タイトル	開始日	停止日	期間

再発エピソード＃8：タイトル	開始日	停止日	期間

結果の深刻度	□軽度：軽い自分自身の問題 □中度：まわりの人にも深刻ではないが問題が及んだ □重度：まわりの人にも深刻な問題，健康やライフスタイルの問題

断酒・断薬期間＃9：タイトル	開始日	停止日	期間

再発エピソード＃9：タイトル	開始日	停止日	期間

結果の深刻度	□軽度：軽い自分自身の問題 □中度：まわりの人にも深刻ではないが問題が及んだ □重度：まわりの人にも深刻な問題，健康やライフスタイルの問題

断酒・断薬期間＃10：タイトル	開始日	停止日	期間

再発エピソード＃10：タイトル	開始日	停止日	期間

結果の深刻度	□軽度：軽い自分自身の問題 □中度：まわりの人にも深刻ではないが問題が及んだ □重度：まわりの人にも深刻な問題，健康やライフスタイルの問題

断酒・断薬期間＃11：タイトル	開始日	停止日	期間

再発エピソード＃11：タイトル	開始日	停止日	期間

結果の深刻度	□軽度：軽い自分自身の問題 □中度：まわりの人にも深刻ではないが問題が及んだ □重度：まわりの人にも深刻な問題，健康やライフスタイルの問題

断酒・断薬期間#12：タイトル	開始日	停止日	期間
再発エピソード#12：タイトル	開始日	停止日	期間
結果の深刻度	☐軽度：軽い自分自身の問題 ☐中度：まわりの人にも深刻ではないが問題が及んだ ☐重度：まわりの人にも深刻な問題，健康やライフスタイルの問題		

エクササイズ
9−C

再発エピソード分析
（テレンス・T・ゴースキーによる，1988）

　　方法：このエクササイズの目的は一番最近の断酒・断薬と再発のことを詳しく思い出して記録しておくことです。

1. 表にあなたの一番最近の断酒・断薬期間におけるタイトル，開始日，停止日，期間を書き込んでください。

2. 断酒・断薬期間について簡単に書き表してください。

　　例1：「状況は良くなったが退屈になり，刺激が欲しくなった」
　　例2：「状況はまあまあで仕事もまじめにやっていたが，家での問題が気に障った」

3. 依存的使用に戻った原因は何だと思いますか？

　　例1：「ミーティングに行ってスポンサーと話すのをやめた。なぜって，あいつは俺がやりたくないことをやれというんだ」
　　例2：「早く良くなったし渇望感もなかったから本当は依存していなかったんだと思った。飲酒したり薬物を使用している友人たちとつるんでいた」

4. この断酒・断薬期間のあなたの回復の段階を示してください。以下を参考にしてください。

第 1 部　アセスメント　119

- **移行期**：「自分が依存しており，断薬が必要とは実は信じていなかった。コントロールできると思っていた」

- **安定期**：「依存的使用はやめたが常に落ち着かず，混乱していた。断薬していたが決していい気分にはならず，物事がよくなるとは思えなかった」

- **回復初期**：「依存的使用をやめてクリーンは続いているが，依存的に使用していたときと同じように考え，感じ，行動している。誰かに『変わらなくてはならない』と言われると怒りを感じる」

- **回復中期**：「考え方，感じ方，行動の仕方は変わったが，依存症によって周囲の人たちや自分の人生に引き起こした問題を修正したり，解決したりしようとはしていない」

- **回復後期**：「依存症によって周囲の人々や自分の人生に引き起こしたダメージには対処したが，自分を本当に楽にしていく回復を生きるためには，取り組むべき子ども時代からの偏りを調べたり，変えようとはしない」

- **維持期**：「本当に快適で満足のいく回復を成しとげ，治ってしまったと感じた。自己満足し，回復プログラムをやめてしまった」

5. 再発エピソードリストをコピーしてタイトル，開始日，停止日，最近の再発エピソードを書き込んでください

6. その再発エピソードについて簡単に記してください。

例1：「コントロールできると信じて飲み始めた。少しの間は大丈夫
　　　だったが，コントロールを失い，以前と同じような悪い状態に
　　　なってしまった」
例2：「コントロールできないとわかっていたので試しもしなかった。
　　　飲酒でただ痛みを忘れたかった。しかし，飲むことでより気持
　　　ちは落ち込んだ」

7．依存的使用によって得たかったものを書いてください。

　　例1：「まだ飲み続け，薬を使い続けている友人たちの中に入りたかっ
　　　　　た」
　　例2：「怒ってイライラするのをやめて，リラックスして生活を楽し
　　　　　みたかった」
　　例3：「よりよいセックスがしたかった」

8．依存的使用に戻ることで，得たかったことが得られましたか？

9．あなたの再発エピソードリストをコピーし，依存的使用から得たこと
　があなたが払った代償に見合ったものであったか，考えてみましょ
　う。

最近の断酒・断薬期間	開始日	停止日	期間
タイトル：			

説明：

再発への根本的な要因

再発 ステージ	□移行期 □中間期	□安定期 □後期回復期	□初期回復期 □維持期

最近の再発期間	開始日	停止日	期間
タイトル：			

説明：

依存的使用で何を成し得ようとしましたか？

依存的使用はあなたが欲したものを与えてくれましたか？
□はい　　□いいえ　　□わからない

結果の 深刻度	□軽度：軽い自分自身の問題
	□中度：まわりの人にも深刻ではないが問題が及んだ
	□重度：まわりの人にも深刻な問題，健康やライフスタイルの問題

最近の2度目の断酒・断薬期間	開始日	停止日	期間
タイトル：			

説明：

再発への根本的な要因

再発ステージ	□移行期 □中間期	□安定期 □後期回復期	□初期回復期 □維持期

最近の2度目の再発期間	開始日	停止日	期間
タイトル：			

説明：

依存的使用で何を成し得ようとしましたか?

依存的使用はあなたが欲したものを与えてくれましたか?

□はい　　□いいえ　　□わからない

結果の深刻度	□軽度：軽い自分自身の問題
	□中度：まわりの人にも深刻ではないが問題が及んだ
	□重度：まわりの人にも深刻な問題，健康やライフスタイルの問題

第 1 部　アセスメント　123

最近の 3 度目の断酒・断薬期間	開始日	停止日	期間
タイトル：			

説明：

再発への根本的な要因

再発 ステージ	☐移行期　☐安定期　☐初期回復期 ☐中間期　☐後期回復期　☐維持期

最近の 3 度目の再発期間	開始日	停止日	期間
タイトル：			

説明：

依存的使用で何を成し得ようとしましたか?

依存的使用はあなたが欲したものを与えてくれましたか?
☐はい　　☐いいえ　　☐わからない

結果の 深刻度	☐軽度：軽い自分自身の問題 ☐中度：まわりの人にも深刻ではないが問題が及んだ ☐重度：まわりの人にも深刻な問題，健康やライフスタイルの問題

エクササイズ
10

再発の原因

方法：再発には常に原因があります。あなたは気づかないかもしれませんが，それらは存在するのです。時に原因は精神的なもので，あなたの中で起っているものが依存的使用を開始させます。またあるときは外部的なものです。ストレスが強く不満を感じるような人や状況に巻き込まれ，対処のためには飲酒や薬物使用をするしかないと感じるような場合です。

あなたにとって過去の再発の原因が明らかになるまで，同じ原因で再発を繰り返すことになってしまいます。次のエクササイズはあなたの最近の3つの再発エピソードを評価するために作られたものです。それぞれの再発の内的，外的原因を考え，再発につながるようなパターンや一連の出来事が特定できるかを検討しましょう。

再発の原因を特定できたら，依存的使用に戻ることなく，それらの原因への対策法を作ることができるでしょう。

第1部　アセスメント　125

エクササイズ
10－A

再発の外的要因

最近の再発エピソードの前に，私は以下を経験しました：

人間関係の問題：

1.＿＿＿＿＿＿＿＿＿＿＿＿＿＿

2.＿＿＿＿＿＿＿＿＿＿＿＿＿＿

3.＿＿＿＿＿＿＿＿＿＿＿＿＿＿

4.＿＿＿＿＿＿＿＿＿＿＿＿＿＿

5.＿＿＿＿＿＿＿＿＿＿＿＿＿＿

状況的な問題：

1.＿＿＿＿＿＿＿＿＿＿＿＿＿＿

2.＿＿＿＿＿＿＿＿＿＿＿＿＿＿

3.＿＿＿＿＿＿＿＿＿＿＿＿＿＿

4.＿＿＿＿＿＿＿＿＿＿＿＿＿＿

5.＿＿＿＿＿＿＿＿＿＿＿＿＿＿

最近の２度目の再発エピソードの前に，私は以下を経験しました：

人間関係の問題：　　　　　　　　　　状況的な問題：

1. _____　　1. _____

2. _____　　2. _____

3. _____　　3. _____

4. _____　　4. _____

5. _____　　5. _____

最近の３度目の再発エピソードの前に，私は以下を経験しました：

人間関係の問題：　　　　　　　　　　状況的な問題：

1. _____　　1. _____

2. _____　　2. _____

3. _____　　3. _____

4. _____　　4. _____

5. _____　　5. _____

３つのエピソードに共通している要因：

1. _____   1. _____

2. _____   2. _____

3. _____   3. _____

4. _____   4. _____

5. _____   5. _____

エクササイズ
10-B

再発の内的要因

再発の内的要因：再発の内的要因とは，他人や状況と関わりなく，あなた自身の中で経験した問題を指します。最も一般的な再発の内的要因は，気分や感情，身体的痛みや病気などです。

最近の再発エピソードの前に，私は以下を経験しました：

気分や感情の問題：

身体的な痛みや病気：

1. _____

1. _____

2. _____

2. _____

3. _____

3. _____

4. _____

4. _____

5. _____

5. _____

最近の２度目の再発エピソードの前に，私は以下を経験しました：

気分や感情の問題： 　　　　　　　　　　身体的な痛みや病気：

1. _____　　　1. _____

2. _____　　　2. _____

3. _____　　　3. _____

4. _____　　　4. _____

5. _____　　　5. _____

最近の３度目の再発エピソードの前に，私は以下を経験しました：

気分や感情の問題： 　　　　　　　　　　身体的な痛みや病気：

1. _____　　　1. _____

2. _____　　　2. _____

3. _____　　　3. _____

4. _____　　　4. _____

5. _____　　　5. _____

３つのエピソードに共通している要因：

1. _____

2. _____

3. _____

4. _____

5. _____

1. _____

2. _____

3. _____

4. _____

5. _____

第１部　アセスメント　131

エクササイズ
10−C

再発の複合的要因

　このワークブックのテーマの一つは，再発プロセスが一連の警告サイン
が現れる前に既に始まっているということです。以下のようなサポートが
あればこれらの警告サインを認識し，実際の再発の前に再発プロセスの進
行を阻止することができます。このためには，典型的な再発がどのような
ステップを経て起こるのについて考えておかなくてはなりません。これら
のステップはこれから示すルールや原則に則って起こると考えられます。
特定の行動をとれば再発は進展していくことになります。ほかのやり方を
とれば回復につながります。

　人によって再発プロセスには少しの違いがあるものの，同じようなス
テップをとる場合が多いのです。このエクササイズは再発につながるパ
ターンを検討するためにデザインされています。すぐに見つからなくても
心配はいりません。これから行っていくエクササイズによって，あなたが
再発につながる考えや行動のパターンを特定し，明確にすることができる
ようになります。

　直近の３つの再発エピソードすべてにおける外的，内的警告サインを
見直してください。飲酒や薬物使用を始める前に起こるステップを特定し
てみてください。次にそれらのステップを書いてください。不明確であっ
たとしたら，どのようであったかを思い出してイメージしてみてください。

あなたのカウンセラーか AA スポンサーといっしょに見直し，わかった再発へのステップについて相談してください。彼・彼女にあなたが見落としているものはないか尋ねてみてください。

飲酒と薬物使用へのステップ
再発警告サインを明らかにするための最初の取り組み

ステップ１：

_____

_____

ステップ２：

_____

_____

ステップ３：

_____

_____

第 1 部　アセスメント　133

ステップ4：

_____

_____

ステップ5：

_____

_____

第2部
警告サインの特定

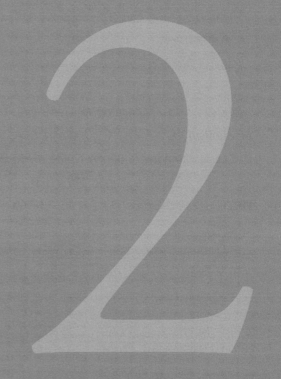

エクササイズ
11
再発のための学習

　再発とその予防の正確な情報は必要不可欠なものです。再発しがちな人が長期的なクリーンを成し遂げるための基礎知識として，次の4つの分野の知識が必要です。

・病気としての依存症
・回復のプロセスと回復プログラムの進行の仕方
・再発プロセス
・再発予防プラン

　初めの2つは，*"Learning to Live Again : A Guide to Recovery from Alcoholism"* という本に詳しく書かれています。再発プロセスと再発予防プランは，*"Staying Sober:A Guide for Relapse Prevention"* （邦訳『アルコール・薬物依存症の再発予防ガイド―ソブラエティを生きる―』星和書店刊）を見てください*。

　この手引きを始める前にこれらの本を，特に『アルコール・薬物依存症の再発予防ガイド―ソブラエティを生きる―』を読むことを強く勧めます。これらの本の情報はこのワークブックを勧める際に必要な準備です。もし

＊これらの本は Herald House/Independence Press, P.O. Box 1770, Independence, MO 64055-0770 (1-800-767-8181) で取り寄せることができます。

読んだのなら，どのくらい理解し，覚えているのか見直してみるといいでしょう。このすぐ後に，これらの本をどれだけ理解しているかをみるセルフテストがあります。テストの次に解答があります。

　間違えてしまった場合は，それぞれの問題の最後のカッコ内に『アルコール・薬物依存症の再発予防ガイド―ソブラエティを生きる―』の本のページ数が書いてあるので見直してください。

> ## エクササイズ
> ## 11－A
>
> ## 再発教育セルフテスト

　　方法：以下のテストは再発と再発予防プランについてのあなたの理解度をテストするものです。それぞれの質問の最後の数字は『アルコール・薬物依存症の再発予防ガイド―ソブラエティを生きる―』のページ数であり，その質問の情報が載っています。質問の答えがわからなかったり，不確かである場合は，これらのページを読んでください。

パート1：病気である依存症

1. 依存症とは，気分を変えるあらゆる物質に人が依存する状態です。

　　はい_____　　　いいえ_____　　（p.23）

2. 離脱の苦痛はすべてが心理的なものである。

　　はい_____　　　いいえ_____　　（p.28）

3. 耐性が高いとはその人が依存していないということです。

　　はい_____　　　いいえ_____　　（p.29）

4. アルコール依存症の最も効果的な治療法は，専門的なカウンセリングとAAを一緒にすることです。

　　はい_____　　　いいえ_____　　（p.37）

パート2：PAW（急性期後離脱症状 Post Acute Withdrawal）

5. PAW は依存者が急激な断薬症状のすぐ後に起こります。

　　はい_____　　いいえ_____　　（p.41）

6. PAW は身体的，心理的，社会的なものです。

　　はい_____　　いいえ_____　　（p.42）

7. 依存による身体や神経システムへのダメージは PAW につながります。

　　はい_____　　いいえ_____　　（p.42）

8. 20 分前に学んだことを忘れてしまうのは PAW の症状の 1 つです。

　　はい_____　　いいえ_____　　（p.44）

9. クリーンでいるときでも，回復途中にある人は充分な睡眠をとるのが
難しいことがあります。

　　はい_____　　いいえ_____　　（p.46）

10. ストレスの高いときにＰＡＷの症状が悪化することがあります。

　　はい_____　　いいえ_____　　（p.48）

11. 回復途中にある人は自分が何を考え，感じているのかが認識できず
正直に他人に話すことができないこともあります。

　　はい_____　　いいえ_____　　（p.44）

パート3：PAWをマネジメントする

12. 貧しい栄養と不十分な運動はPAWになるリスクを高めます。

     はい_____　　いいえ_____　　（p.60）

13. カフェインは自然にストレスを減少させます。

     はい_____　　いいえ_____　　（p.61，111）

14. 甘いものはPAWの症状が起こるのを防いでくれます。

     はい_____　　いいえ_____　　（p.61）

15. リラクゼーションは急激なＰＡＷを防いでくれます。

     はい_____　　いいえ_____　　（p.64）

16. リラクゼーションは既に起ったPAWを減少させることはできません。

     はい_____　　いいえ_____　　（p.64）

17. 笑うことや空想は自然なストレス減少法です。

     はい_____　　いいえ_____　　（p.64）

パート4：回復の段階

18. 治療前段階はある一定の期間にあなたが使用をコントロールできるかを試すものです。

     はい_____　　いいえ_____　　（p.73）

第2部　警告サインの特定　141

19. 安定化段階は PAW の深刻な症状からの回復を含みます。

はい＿＿＿＿＿　　いいえ＿＿＿＿＿　　（p.75）

20. 早期回復段階は PAW からの回復期です。

はい＿＿＿＿＿　　いいえ＿＿＿＿＿　　（p.76）

21. 中期回復段階はいかにして薬物を使用しないようにするかを学ぶ時期です。

はい＿＿＿＿＿　　いいえ＿＿＿＿＿　　（p.78）

22. 後期回復段階はパーソナリティの変化の時期です。

はい＿＿＿＿＿　　いいえ＿＿＿＿＿　　（p.79）

23. 維持段階の１つは，再発警告サインに注意することです。

はい＿＿＿＿＿　　いいえ＿＿＿＿＿　　（p.82）

24. 部分的回復とは 90 日間の間に 90 ミーティングをするのを怠ったことを意味します。

はい＿＿＿＿＿　　いいえ＿＿＿＿＿　　（p.83）

パート５：再発症候群

25. 再発はプロセスです。

はい＿＿＿＿＿　　いいえ＿＿＿＿＿　　（p.118）

26. 依存的使用が始まるずっと以前に警告サインが出ています。

はい＿＿＿＿＿　　いいえ＿＿＿＿＿　　（p.124）

27. 再発の症状は潜在意識下で形成されます。

はい＿＿＿＿＿　　いいえ＿＿＿＿＿　（p.125）

28. 再発症状は社会生活の悪化にともなって始まることが多いのです。

はい＿＿＿＿＿　　いいえ＿＿＿＿＿　（p.125）

29. あなたがアルコール依存症者であると認めているのなら，あなたは否認を克服しています。

はい＿＿＿＿＿　　いいえ＿＿＿＿＿　（p.119）

30. 考えや感情の変化は行動の変化につながります。

はい＿＿＿＿＿　　いいえ＿＿＿＿＿　（p.125）

第2部　警告サインの特定　143

解答

パート1：病気としての依存症

1. はい
2. いいえ
3. いいえ
4. はい

パート2：PAW

5. いいえ
6. はい
7. はい
8. はい
9. はい
10. はい
11. はい

パート3：PAWのマネジメント

12. はい
13. いいえ
14. いいえ
15. はい
16. はい
17. はい

パート4：回復の段階

18. いいえ
19. はい
20. いいえ
21. いいえ
22. はい
23. はい
24. いいえ

パート5：再発シンドローム

25. はい
26. はい
27. はい
28. いいえ
29. いいえ
30. はい

エクササイズ 12

再発警告サイン再確認シート

使用に戻ってしまうときに起こりがちな一連の問題を整理するためのものです。

リストを注意深く読んでください。リストを読む際には：

1. あなたが経験したと思われる警告サインの横の□にチェックマーク（✓）をいれてください。

2. 理解するのが困難な警告サインにクエスチョンマーク（?）を入れてください。

3. 読んでいる際にボーッとなってしまったり，夢想してしまったりした警告サインに星印（☆）をいれてください。

　段階 I　内的な変化：この段階では，外見上は良好に見えるが，内的には依存的な考え方や不快な感情への対処をし始める。最も共通した再発警告サインは以下の通りである。

□1-1. ストレスの増加：いつもよりストレスを感じるようになる。簡単にそれとわかるような問題や状況が原因となるときもある。また，時間がかかってようやくストレスを生じるような小さな問題が原因のときもある。

□**1-2. 思考の変化**：自分の回復プログラムが以前ほど大切だと感じられなくなる。順調だからプログラムにそれほど努力を注ぎ込まなくて良いと感じることがある。また，回復プログラムが役に立たないと感じ，「何をやっているのだろう？」と自問する場合もある。

□**1-3. 感情の変化**：不愉快な気持ちになり，いやな気分になる。多幸的になり，本当は違うとわかっていてもすべてが思い通りであるような気持ちになることがある。あるいは，憂うつな気分ですべてがうまくいかないような気持ちになる場合もある。このような感情の激流は自分に良くないことはわかっている。

□**1-4. 行動の変化**：行動に変化が生じる。まだ外面上は問題なく見られ，思われているが，内面の奥底ではプログラムを今までと同じように行っていないことをわかっている。内心，何か間違っていることに気づいている。

　段階Ⅱ　否認：この段階では，自分の思考や感情に注意を払い，周囲に正直に話さなくなる。よくある再発の警告サインは以下の通り。

□**2-1. 自分自身を心配する**：自分の思考，感情の変化に対して不安になる。不安がよぎるが，その持続は通常短時間である。ソブラエティでいられないのではないかと心配することがあるが，あまりそのことは考えたくない。

□**2-2. 心配していることを否定する**：不安に対し，以前のアディクションときと同様の態度をとる。否認し，実際と異なっていて

もすべてが順調であると自分自身に言い聞かせようとする。否認によって自分の問題を忘れ，しばらく気分が改善することがある。通常否認をしているときには自分の否認の状態には気づかない。その状況を後で考えて初めて気分の悪さとその感情をいかに避けているかを認識する。

　段階Ⅲ　逃避と防衛：この段階では，思考や感情や行動の変化に正直でなければならない。人や物すべてを避けようとする。よくある危険サインは以下の通り。

□**3-1.　自分は酒や薬物を絶対使わないと信じている：**おそらく二度と酒や薬物使用には戻らないので，回復プログラムに多くの労力をつぎ込まなくて良いと確信する。この思考を自分だけのものにしておく傾向がある。対立することを恐れ，カウンセラーやほかの回復途中の人々にはこの考えを話せないことがある。あるいは，彼らには関係ないと考えることもある。

□**3-2.　自分自身ではなく他人の心配をする：**自分自身の回復よりも他人がソブラエティでいることのほうが心配となって注意が自分自身からそれてしまう。友人や配偶者の飲酒や使用，周囲にいる回復途中の人々の回復プログラムを個人的に判断する。この判断は自分だけのものにして人には話さない。しばしば「他人のプログラムをやっている」と言われる。

□**3-3.　防衛：**批判されることや直面することを恐れ，個人的な問題や回復に向けて自分が行っていることについて話し合うことには気が進まない。自分の回復プログラムに関して質問されたり自

分の回復に関して直視したくない事柄を他人から指摘されると，おびえ，怒り，防衛的となる傾向がある。

□**3-4. 強迫的行動**：不快に感じている事実から気をそらすように行動が強迫的になる。昔ながらの頑なで自滅的な思考，行動様式に没頭し始める。良い理由がないにもかかわらず同じことを何度も繰り返す傾向になる。話し過ぎない，あるいはまったく話さないことで会話をコントロールしようとする。必要以上に働き始め，多くの活動に関わり始める。他人からは，12ステップの営みとミーティングの司会に熱心に関わりあっている自分は回復の模範だと思われている。治療グループでは「治療者（therapist）」の役を演じることで活動的となるが，自らの個人的な問題に関しては話そうとしない。無理しないと気軽でくだけた人間関係を築くことができない。

□**3-5. 衝動的行動**：判断力が貧困で熟考せずに衝動的に行動するため，自分自身の問題が生じ始める。通常このために時々大きなストレスが生じる。個人的には気分が悪くなる場合もあるが，言い訳をして問題を他人のせいにする傾向となる。

□**3-6. 孤独への傾向**：他人といると窮屈に感じて一人で過ごす時間が多くなる。通常他人から離れていることに良い理由と良い言い訳を用意している。孤独を感じ始める。他人と一緒に過ごすことで孤独感を処理するのではなく，さらに強迫的に独りで行動しようとする。

段階Ⅳ　危機の高まり：この段階では，自分では理解できないソブラエ

ティでの問題が生じる。問題解決を望み懸命に努力しても，解決できる問題に代わり二つの新たな問題が浮かび上がる。よくある危険サインは以下の通り。

□**4-1. 視野の狭さ**：自分の人生はばらばらで関連性の無い一つ一つから成っていると考え始める。生活のほんの一部分に焦点をあて，ほかのすべての部分を封鎖する。時には良い部分だけに焦点を当て，悪いことはすべて封鎖する。この場合，事実に反してすべてが順調だと思い違いをする。時にはうまくいかないことばかりが気になり，釣り合い悪くそれを呪う。こうして人生には良いことが起きているにもかかわらず，すべてが思い通りになっていないように感じるようになる。結果「大きな青写真」を見失い，人生の一部で起きていることがほかの部分でどのように問題となりうるかわからなくなる。問題が進展してもなぜなのかわからない。人生は不公平であり，自分は何に対しても無力であると思う。

□**4-2. 抑うつ症状**：抑うつ的となり，落ち込み，憂鬱で，気乗りがせず，無感情になる。活気が低下し，過眠がちとなり，滅多に良い気分や充実感を感じなくなる。うつについて話すことはないが，ほかのことに忙しくなることで紛らすことができる。

□**4-3. 建設的な計画の喪失**：先々の計画をしたり，次に何をしようか考えたりしなくなる。「今日一日」というスローガンは，先のことを計画したり今後の行動は考えたりしなくて良いという意味だと受け止めるようになる。詳細な内容への注意が徐々に減少する。気乗りがしなくなる。計画は現実（実際はどうなの

か）よりも希望的な思考（どうあってほしいと望むか）に基づくようになる。その結果，非現実的な計画を立て，計画の実行に際する詳細なことには注意を払わなくなる。

□**4-4. 計画が失敗し始める**：計画は失敗し始め，新たな問題が生じる。問題に過剰反応したり，処理を誤ったりしがちとなり，新たにより大きな問題が生じる。仕事，友人，家族，金銭に関して，かつてアディクション的に使用していた頃と同様な問題を抱え始める。問題を抱えて罪を感じ，自責の念に駆られる。問題を解決しようと努力するが，事態はいつも間違った方向に進み，より重大で意気消沈させる問題が生じるようである。

　段階Ⅴ　固定：この段階では，管理できない問題の無限の潮流に取り込まれたと感じてあきらめたくなる。必要だとわかっていることでも着手したり自らを強いたりすることができないのではないかと思う。

□**5-1. 白昼夢と希望的観測**：集中力や思考力がさらに低下する。逃避や起こりそうもない出来事による「すべてからの救出」を夢見ている。会話の中に「……しさえすれば」が多くなる。夢想にふけ，得ようとする努力なく，願望をもち始める。

□**5-2. 何も解決できないと感じる**：自分が決して正しいものを得ることができない失敗者であるような気分になる。失敗は現実かもしれないし，想像かもしれない。小さな問題を過大視して不釣り合いに激怒し，正しい行いには注意が向けられない。「一生懸命やってきたけれども回復はまったくうまくいっていない」と考えるようになる。

□**5-3. 幸福への未熟な願望：**「幸せになりたい」または「物事をうま
く運びたい」という漠然とした願望はあるが，その実現のため
の計画はしない。幸せになりたいが，幸せになるための方法が
わからない。望んでいる幸せのために一生懸命働いたり犠牲を
払ったりしようとは思わない。魔法のような出来事が起こって
苦しみから救われることを期待し始める。

　段階Ⅵ　混乱と過剰反応：この段階では，明瞭な思考や，思考，感情，
行動の自己管理が困難になる。短気になり，些細なことに過剰に反応しが
ちになる。よくある危険サインは以下の通り。

□**6-1. 明瞭な思考の困難：**通常であれば単純な問題を明瞭に考えて解
決することが困難になる。思考が空回りしてやめることができ
ないときもあれば，考えが止まったようにうつろになることも
ある。思考が迷走して数分しか思考し続けられない。混乱し，
ある事柄が他の事柄とどのように関連，影響しているのかがわ
からなくなる。人生と回復のために次にするべきことを決断す
ることもできなくなる。その結果，明瞭に考えることができれ
ば避けるような悪い決断をするようになる。

□**6-2. 気持ちや感情の管理が困難：**自分の気持ちや感情の管理が困難
になる。感情的に過剰反応をして過敏になることがある。ま
た，無感情になり自分が感じていることがわからなくなること
もある。明らかな理由がないのに調子がおかしいと感じたり
「狂った感覚」をもったりする。気が狂ってきたと感じ始め
る。強い感情の揺れが出現し，周期的に抑うつ感，不安，恐怖
が出現する。その結果，自分の気持ちや感情を信じられなくな

り，それらを無視したり，ふさいだり，忘れたりする。感情の揺れによって新たな問題が生じる。

□**6-3. 記憶力の低下**：時々，物事の記憶や新たな情報や技術の習得に問題が生じる。記憶しようとしていることが数分のうちに頭の中で溶解して蒸発するようになる。幼少時，青年期，成人期の重要な出来事も回想できなくなる。時々は明瞭に想起することができるが，同じ記憶がどうしても頭に浮かばないこともある。これらの記憶から遮断され，行き詰まり，分離されているように感じる。時に想起できないために，記憶力が正常に働いていれば行わないような悪い決断につながることがある。

□**6-4. 混乱の期間**：混乱する頻度，程度，持続時間が増加する。物事の善悪の判断がつかなくなる。自分が試みることすべてが事態を悪化させているようで，自分の問題の解決方法がわからない。問題が解決できず事態を悪くし続けている自分自身が腹立たしくなる。

□**6-5. ストレスの処理が困難**：ストレスをうまく処理することができなくなる。時に無感覚になって日々の小さなストレスに気づかなくなる。また，実際には理由もないのに重いストレスに圧倒されるときもある。ストレスを感じると何をしてもリラックスできない。他人がリラックスするために行うどの方法も自分には効果が無く，またはストレスが悪化する。緊張がひどく自分では管理しきれないようである。普段はできることができないほどストレスは悪化していく。身体的，感情的につぶれてしまうのではないかと恐れ始める。

□**6-6. 友人へのいらだち**：友人，家族，カウンセラー，回復途中の
人々との関係が不自然になる。周囲が自分の行動や感情に関し
て気づいた変化について話をされると，脅されているように感
じることがある。または，彼らが言うことに全然構わないこと
もある。口論や衝突が起きると，自分としては解決しようと努
力していても事態はより悪化する。後ろめたい気持ちが生じ
る。

□**6-7. 怒りっぽさ**：いらだちやフラストレーションを感じる。理由な
くかんしゃくを起こし，後になって後ろめたくなる。しばしば
違いが生じるはずのない些細なことに対して過剰反応する。制
しきれなくなり，暴力を振るわないかと考えて人々を避けるよ
うになる。自分自身を制しようと努力することで，ストレスと
緊張がますます増加する。

　段階Ⅶ　うつ：この段階では，抑うつ的になって普段できることができ
なくなる。時には生きる価値がないような気持ちになったり，時にはうつ
状態から逃れようと自殺や飲酒，他の薬物使用を考えたりする。うつ状態
のため，それを他人に隠せなくなる。よくある危険サインは以下の通り。

□**7-1. 乱れた食習慣**：過食をしたり，食欲がなくほとんど食べなく
なったりする。その結果，体重の増加や減少が起こる。食事を
抜き，三度の食事を食べなくなる。代わりにバランスのとれ
た，滋養分の多い食べものを「ジャンクフード」で補う。

□**7-2. 行動欲求の欠如**：行動を始めたり起こしたりすることができな
くなる。やろうとすると，集中力が無く，不安になり，恐ろし

くなり，心配になり，しばしば出口の無い状態に追い込まれた
ように感じる。

□**7-3. 睡眠障害**：不眠になる。眠っても，異常で不穏な夢を見て何度
も起き，なかなか再度入眠することができない。断続的な睡眠
となり，深くて休息のとれる睡眠は滅多にとれない。夜の眠り
から起きると疲れている。睡眠する時間帯が変化する。時には
眠れないからと夜ふかしをし，疲れ切っているために朝は寝過
ごす。また，時には疲れ切って極めて長い時間眠り，時々24時
間やそれ以上眠ることがある。

□**7-4. 日々の構造の喪失**：日々の日課がでたらめになる。起床，就寝
時間が不規則になる。食事を抜き，不規則に食べる。社会的な
行事を取り決めて計画するのが困難になる。せき立てられて負
担で押しつぶされそうに感じるときもあれば，何もすることが
ない時がある。計画と決断したことをやり通すことができず，
緊張，フラストレーション，恐怖，不安のためにやらないとい
けないとわかっていることができない。

□**7-5. 深い抑うつの時期**：さらに頻回に抑うつ気分が生じる。うつの
程度は悪化し，持続時間が長くなり，生きることの障害とな
る。また，他人にも気づかれ容易に否定できなくなる。うつは
無計画で構造化されていない時間に最もひどくなる。疲労，空
腹，寂寥感により，うつはさらに悪化する。抑うつ気分が生じ
ると他人から離れ，他人に対していらだったり立腹したりし
て，しばしば自分が何に耐えているのか誰も気づかず，わかっ
ていないと不満を言う。

段階Ⅷ　行動のコントロール困難：この段階では，自らの思考，感情，行動を制御できない。生産的な日々の予定を守ることができない。いかに自分が機能していないかを未だに否認しており，たとえ人生が混沌として深刻な問題を抱えていても，自身が制御不能であることを認めたがらない。よくある危険サインは以下の通り。

□**8-1.　AAと治療ミーティングにきちんと行かなくなる：**治療と自助グループミーティングへの欠席の言い訳を探し始める。言い訳を見つけて正当化し，AAと治療の重要性を認めない。「AAとカウンセリングに行っても気分が良くならない。それなのにどうして最優先にする必要があるのか？　ほかのことの方がずっと重要だ」という態度に陥る。

□**8-2.　「自分は関係ない」という態度：**起きている問題に対して自分は関係ないかのような態度を取ろうとする。その目的は，無力感および自尊心や自信の喪失を隠すためである。

□**8-3.　援助に対するあからさまな拒絶：**助けてくれうる人との交流を絶つ。交流が絶たれるのは，他人を追い払うような怒りをぶちまけたり，他人を批判したりけなしたり，そっと周囲から離れたりするためなのかもしれない。

□**8-4.　人生への不満：**何ごともとても悪いと感じ，事態がもっと悪くなるわけがない，酒や薬物に立ち戻っても仕方ないと考えるようになる。たとえソブラエティでアディクション物質を使わなくとも人生が御しがたいものになってしまったように感じる。

第2部　警告サインの特定　155

□8-5. **無力さと不甲斐なさ：**「始動」することが困難になる。明瞭に
　　　考え，集中し，具体的に思考することが困難になる。何もでき
　　　ないような気持ちになり，出口を見失う。

　段階IX　コントロール不能の認識：この段階では，否認が崩壊し，突然
自分の問題の深刻さ，人生のコントロール不能さ，問題に対する自分の力
と統制の小ささを認識する。この気づきはとても苦痛を伴い，恐ろしいも
のである。このときまでに既に相当孤立しているので，援助のために振り
返ってくれる人は誰もいない。最もよくある警告サインは以下の通り。

□9-1. **肉体的協調運動困難と事故：**肉体的な協調が難しくなり，その
　　　結果めまい，バランス不良，手と眼の共同運動困難，反射の低
　　　下などが出現する。これらの問題により動きの鈍さを感じ，事
　　　故を起こしがちとなる。

□9-2. **自己憐憫：**自分自身を気の毒に思い始め，AAや家族の人々から
　　　注意を引こうと自己憐憫を始める。狂い，感情的に混乱し，一
　　　人の人間として欠陥があり，普通にしていたり感じたりするこ
　　　とができなくなっていることを恥じている。間違ったことを行
　　　い，適切な回復プログラムを営まなくなったと思い，後ろめた
　　　さを感じる。恥と罪の思いから警告サインを隠し，自分が経験
　　　していることを他人に正直に話さなくなる。警告サインを隠し
　　　続ければ続けるほど，サインはより強くなる。サインを管理し
　　　ようとするも，できないことに気づく。その結果無力であるこ
　　　とを確信し，自分自身を哀れに思う。

□9-3. **社会的使用を考える：**飲酒と薬物使用をすればいい気分になる

と考え始める。いつか社会的飲酒や気晴らしの薬物使用ができる状態に戻れると期待し始める。次回は本当にコントロールできるかもしれないと考える。時にはこのような考えを思考から追い出すことができるが，あまりにも強く考えるためにやめられないことがしばしばある。飲酒と薬物使用は気が狂ったり自殺を試みたりすることの唯一の代行手段であると考え始める。実際に飲酒と薬物使用はまともで合理的な代替手段にみえる。

□**9-4. 意識的な嘘**：自分の行動に関して否認したり言い訳をして嘘をついたりしていることはわかっているが，やめることができない。コントロール不能であることを実感する。自分の価値を貶める，普通であればしないようなことを普通にやり始める。自分を制したり行動を制御したりできないように感じる。

□**9-5. 完全な自信の喪失**：明瞭に考えられず，解決しなければならないとわかっている諸問題を解決できず，追い込まれて圧倒された気分である。無力でどうすることもできないと感じる。自分は役立たずで無能で，決して自分の人生を管理することができないだろうと確信し始める。

　段階X　選択肢の減少：この段階では，苦痛および自分の人生を管理できないことで追いつめられていると感じる。三つの出口しかないと信じ始める──狂気，自殺，そしてアルコールまたは薬物による自己治療である。もはや誰も何者も助けてくれないと考える。この段階に起こる最もよくある警告サインは以下の通り。

□**10-1. 不合理な憤り**：望んだとおりの方法で振る舞えないことに腹を

立てる。時に怒りは世間一般に対してであり，時にとりわけ誰かや何かに対してであり，時に自分自身に対してである。

□**10-2. すべての治療とAAの中断：**すべてのAAミーティングへの出席をやめる。もし抗酒剤を飲んでいたのなら，飲み忘れるか，またはわざと定期的な服用をやめるだろう。スポンサーや援助者が治療の一つであれば，緊張と摩擦が高じて関係は普通終わってしまう。助けが必要であると認識しているが，専門的なカウンセリングに参加しない。

□**10-3. 抵抗できない寂寥感，失望，怒り，緊張：**完全に参ってしまう。飲酒，自殺，あるいは気が狂う以外に出口がないと考える。自分は無力で，絶望的で，今にも気が狂いそうな気持ちになる。

□**10-4. 行動コントロール不能：**思考，感情，判断，行動のコントロールがより一層難しいと感じる。困難さがより一層進行したために生活全般的に深刻な問題が生じる，それには健康も含まれる。どんなに懸命にコントロールを取り戻そうとしても，それはできない。

　段階XI　飲酒と薬物使用：この段階では，飲酒と薬物使用に戻り，コントロールしようとするが，できず，自分のアディクションは人生を破壊しているともう一度気づく。

□**11-1. コントロールしながらの使用の試み：**飲酒か薬物使用しか方法がなく，使用によって抱えている諸問題がとにかく良くなり，

しばらくの間はその問題から離れられると確信する。社会的使用，または短期間のハメはずしをしようと試みる。コントロールされた社会的，レクリエーション的な使用を試みるなら，ほんの少量と決めて飲み始める。短時間ハメをはずすと決めたならば「1回だけ，期間限定，コントロールされたハメはずし」になるような化学物質使用を考える。

□11-2. **失望，羞恥心，罪の意識**：酒と薬物が考えているようには役に立たないとわかって失望する。アディクション的な使用をしたことで，何か悪いことをしてしまったと罪悪感をもつ。自分は欠陥ばかりで人間として無価値であると思い始め，再発することでさらに発展する。

□11-3. **コントロールの消失**：飲酒と薬物使用が螺旋状にコントロール不能へと陥っていく。場合によればコントロールはゆっくりと失われ，場合によればかなり短期間に障害される。以前と同様に頻回に使用を始める。

□11-4. **生活と健康の障害**：生活と健康に関する深刻な問題を抱え始める。結婚，仕事，友人関係に深刻な傷がつく。結局は，肉体的健康は損なわれて悪くなり，専門的な治療を受けなくてはならなくなる。

付録

再発警告サインリストの発達の歴史

　テレンス・T・ゴースキーは 1970 年代初頭に再発しやすい状況にある薬物依存症者の分析に取り組み始めました。

　再発は，薬物依存症者が飲酒や薬物使用を始めるずっと前に始まっているプロセスです。再発のプロセスは，薬物依存症者がしらふのときの問題をコントロールできなくなり，結果として痛みが続き，しらふにおいて不快感を感じる頃から始まります。この痛みと不快感はあまりも深刻で，回復において普通に過ごせなくなるほどです。AA ではこれを「ドライドランク」と呼んでいます。また，ほかの人はこれを「BUD」（Building up to drink）と呼んでいます。回復途中にある人々は，薬物使用がしらふでいることの痛みよりも悪くはなりえないと自分に言い聞かせるくらい，傷つき始めています。

　最初の再発警告サインリストはテレンス・T・ゴースキーが 118 人の再発しやすいにあるアルコール依存症者の過去の再発を分析し終えた 1973 年に作られました。これらのアルコール依存症者には次の 4 つの共通事項がありました。(1) 彼・彼女たちはアルコール依存症用の 21 日から 28 日のプログラムのあるリハビリ施設を終了していること。(2) 彼・彼女たちは自分たちがアルコール依存症者だと自覚し，アルコールやその他の薬物を安全には使用できないと知っていたこと。(3) 彼・彼女たちはリハビリ施設を出たとき，AA や専門的なカウンセリングを利用しながら永久にしらふでいようと意識的に考えていたこと。(4) 彼・彼女たちは

最初のしらふでいようという約束事があるにもかかわらず，ついにはアルコールや薬物の依存的使用に戻ってしまったこと。

　この臨床調査における最も一般的な症状は 37 の再発警告サインを示したチャートにまとめられています。この表は再発警告サインの講義の際にクライアントに配られます。彼・彼女たちは自分に思い当たる警告サインに丸をつけ，後のグループセラピーで話すように教示されます。

　テレンス・T・ゴースキーは，警告サイン表にある 37 のサインのそれぞれを短く表したものをつけたパンフレットを 1975 年に作りました。1977 年にはこの 37 の警告サインをわかりやすく，また覚えやすくするためにそれを 10 段階に分けたものへと新たに変えました。マーレーン・ミラー（Merlene Miller）は，これをクライアントがさらに読みやすく，使いやすいように編集しました。

　再発警告サインは "The EAP Digest（November/December 1980）" で最初に発表されました。次に，それらは 1982 年にマーレーン・ミラーとテレンス・T・ゴースキーによる "Learning to Live Again" という本として出版されました。警告サインは 1988 年に "The Staying Sober Workbook" が出版されたときに改訂されました。この改訂版では post acute withdrawal（PAW）の考えが第 1 段階に加わり，オリジナルの 10 段階から 11 段階に広げられました。

　1993 年には再発警告サインリストは言葉がさらに簡単になり，PAW 症状のさらなるまとめが警告サインの深刻な進行を理解するのに役に立つよう改訂されました。

第2部　警告サインの特定　161

エクササイズ 13

初期警告サインリスト

　方法：初期警告サインリストは，あなたが思い当たる３つの警告サインを選び，自分に照らし合わせるために作られました。

1. エクササイズ12の再発警告サインのリストを見直し，あなたにあてはまると思われる3つの警告サイン選んでください。

2. 初期警告サインリストの「オリジナルタイトル」と書いてある空欄に第1の警告サインのタイトルを記入してください。(A)

3. 示された空欄に「この警告サインを選んだ理由」の答えを記入してください。(B)

4. あなたが選んだ第1の警告サインをもう一度読み，その中の重要な言葉や文章に下線を引いてください。その言葉や文章を「下線を引いた言葉や文」のところに記入してください。(C)

5. 示された所にどの言葉や文章があなたにとってどのような意味があるのかを書いてください。(D)

6. 「個人的なタイトル」の欄に，この警告サインがあなたにとって納得

がいき，記憶しやすいような新しいタイトルに書き換えてください。
(E)

7. 新しくあなた自身の言葉に直した警告サインを「自分の回復に問題が起きていることがわかるのは，……ときです」の……に書き込んでください。(F)

8. あなたが選んだほかの2つの警告サインも以上の2〜7のステップを踏んでやってください。

9. 初期の警告サインリストをやるにあたって，あなたの頭に浮かんできた考えを4に書いてください。

10. このリストを経験したあなたの感情を特定し，5に書いてください。

11. 6に「今，私は……について気づきました」の……の部分を10項目書いてください。

12. この初期警告サインリストを完成するにあたって，あなたが気づいた隠れた警告サインを特定し，7に書いてください。

初期警告サインリスト

1. 第1の警告サイン

(A) オリジナルタイトル

_____

(B) この警告サインを選んだ理由

_____

_____

(C) 下線を引いた言葉や文

_____

(D) 自分にとってこの言葉や文が意味するのは

_____

_____

_____

（E）個人的なタイトル

_____

（F）個人的表現：自分の回復に問題が起きていることがわかるのは，
　　　……ときです

_____

_____

_____

_____

2. 第2の警告サイン

（A）オリジナルタイトル

_____

（B）この警告サインを選んだ理由

_____

_____

（C）下線を引いた言葉や文

（D）自分にとってこの言葉や文が意味するのは

（E）個人的なタイトル

（F）個人的表現：自分の回復に問題が起きていることがわかるのは，
　　……ときです

---

3. 第3の警告サイン

（A）オリジナルタイトル

（B）この警告サインを選んだ理由

（C）下線を引いた言葉や文

（D）自分にとってこの言葉や文が意味するのは

（E）個人的なタイトル

第2部　警告サインの特定　167

(F) 個人的表現：自分の回復に問題が起きていることがわかるのは,
　　……ときです

---

4. **自動的な考え**：このワークシートを進めるにあたってあなたの頭に浮かんできた考えは何ですか？

---

5. **自動的な感情**：このワークシートを進めるにあたってどんな感情を経験していますか？

6. 文章完成：「今，私は……について気づきました」の……の部分を 10
項目書いてください。

(1) _____

(2) _____

(3) _____

(4) _____

(5) _____

(6) _____

(7) _____

(8) _____

(9) _____

(10) _____

第2部　警告サインの特定　169

7. 隠れた警告サイン：このワークシートを完成するにあたって，あなた
の過去の再発に関連したほかの警告サインや問題を考えましたか？

エクササイズ 14

警告サイン分析の概要
(テレンス・T・ゴースキーによる，1985)

　再発した人たちは，どうして自分たちが飲酒や薬物使用に戻ってしまったのかをわかっていると感じていることがほとんどです。しかし，再発に至るまでの出来事を注意深く思い出すと，実は再発には隠れた原因があることに気づきます。これらの隠れた原因を「隠れた警告サイン」と呼びましょう。

　次のエクササイズの目的は，再発の原因となった詳細な過去の出来事を検討することです。想像力を使って，将来あなたが依存的使用に戻る原因となりうることについて考えてみてください。

　このプロセスは長く，詳細なものですが，できるだけ忍耐強くすべてのプロセスを完成させてください。このプロセスの結果，隠れた警告サインがたくさん見つかるほど，依存的使用に戻る前にそれらを特定し，コントロールできるようになるでしょう。

※エクササイズに取り組む際は，巻末の「警告サイン特定カード」をコピーしてご利用ください。

第2部　警告サインの特定　171

エクササイズ
14−A

警告サイン分析＃1
（テレンス・T・ゴースキーによる, 1985)

方法：以下の方法で，あなたが初期段階で経験する警告サインのうち，最初の警告サインを分析しましょう。

1. 最初の警告サインを選択してください：あなたの初期の警告サインにおいて，もっと詳しく検討したい，と思う最初の警告サインを選んでください。

---

2. 記述：この警告サインを経験しているとき，それはどのようにわかるのでしょうか？

A. 思考： この警告サインを経験しているとき，何を考えていること
が多いでしょうか？

B. 感情： この警告サインを経験しているとき，何を感じていること
が多いでしょうか？

C. 行動： この警告サインを経験しているとき，何をしたいでしょう
か？　実際に何をしますか？

第2部　警告サインの特定　173

_____

_____

_____

_____

3. 隠れた警告サイン：書いたものを読み，ここに隠れている警告サインを探してください。あなたの「警告サイン特定カード」*上に，あなた自身の言葉でこれらの隠れた警告サインを文章で書いてください。

・1つのカードに隠れた警告サインをそれぞれ書いてください。

・それぞれに短いタイトルをつけ，書き込んでください。

・「私の回復に問題が起きていることがわかるのは……ときです」という文章を完成させるために，それぞれの鍵になる考えを一文で書いてください。

・深呼吸をし，それがあなたにとって正しいと感じるまで何度も声に出して文を読んでください。声に出しても自分が納得できなければほかの言葉で書き直してください。

_____

＊巻末の「警告サイン特定カード」をコピーしてご利用ください。

4. カードを順番に整理する：警告サインが通常起こる順にカードを並べてください。重なっているものは除去してください。

5. 過去の経験：しらふのときにこの警告サインを経験した特定の過去の出来事を書いてください。

A. その警告サインの引き金となるのは, _____

_____

_____のときです。

B. 最初に私がしたのは, _____

_____

_____でした。

C. 次に私がしたのは, _____

_____

_____

_____でした。

第2部　警告サインの特定　175

D.　結局最後に起こったのは,

_____

_____

_____でした。

E.　どこで起こりましたか？

_____

_____

_____

F.　いつ起こりましたか？（西暦何年？　何曜日？　何時頃？）

_____

_____

_____

G. その警告サインが引き金になったとき，あなたは何をしていました
か？

_____

_____

_____

H. あなたは誰といましたか？　その人たちと何をしていましたか？

_____

_____

_____

I. あなたの周りでは何が起こっていましたか？

_____

_____

_____

_____

第2部　警告サインの特定　177

J. 何をしたいという衝動に駆られましたか？

K. 実際に何をしましたか？

6. **隠れた警告サイン：** あなたが書いたものを読み，その中にある隠れた警告サインを探してください。

・1つのカードに隠れた警告サインをそれぞれ書いてください。

・それぞれに短いタイトルをつけ，書き込んでください。

・「私の回復に問題が起きていることがわかるのは……ときです」という文章を完成させるために，それぞれの鍵になる考えを一文で書いてください。

・深呼吸をし，それがあなたにとって正しいと感じるまで何度も声に出して文を読んでください。声に出しても自分が納得できなければほかの言葉で書き直してください。

7. **カードを順番に整理する**：前のカードに新しいカードを加えてください。正確な言葉で書かれたカードを並べ，重なっているものは除いてください。

8. **将来の経験**：今後，しらふのときに経験するであろうと思われる将来の出来事を書いてください。

A. その警告サインの引き金となるのは，＿＿＿＿＿＿＿＿＿＿＿＿＿

＿＿＿＿＿＿＿＿＿＿＿＿＿＿＿＿＿＿＿＿＿＿＿＿＿＿＿＿＿＿＿

＿＿＿＿＿＿＿＿＿＿＿＿＿＿＿＿＿＿＿＿＿＿＿＿でしょう。

B. 最初に私がするのは，＿＿＿＿＿＿＿＿＿＿＿＿＿＿＿＿＿＿＿＿

＿＿＿＿＿＿＿＿＿＿＿＿＿＿＿＿＿＿＿＿＿＿＿＿＿＿＿＿＿＿＿

＿＿＿＿＿＿＿＿＿＿＿＿＿＿＿＿＿＿＿＿＿＿＿＿＿でしょう。

C. 次に私がするのは, _____

_____

_____でしょう。

D. 結局最後に起こるのは, _____

_____

_____でしょう。

E. これが起こるときはどこにいると思いますか？

_____

_____

F. いつ起こると思いますか？（西暦何年？　何曜日？　何時頃？）

_____

_____

G. その警告サインが引き金になるとき，あなたは何をしていますか？

H. あなたは誰といるでしょうか？　その人たちと何をしていますか？

I. あなたの周りでは，何が起こっていますか？

J. 何をしたいという衝動に駆られるでしょうか？

_____

_____

_____

_____

K. 実際に何をするでしょうか？

_____

_____

_____

_____

9. 隠れた警告サイン：あなたが書いたものを読み，その中にある隠れた
警告サインを探してください。

・１つのカードに隠れた警告サインをそれぞれ書いてください。

・それぞれに短いタイトルをつけ，書き込んでください。

・「私の回復に問題が起きていることがわかるのは……ときです」と

いう文章を完成させるために，それぞれの鍵になる考えを一文で書いてください。

・深呼吸をし，それがあなたにとって正しいと感じるまで何度も声に出して文を読んでください。声に出しても自分が納得できなければほかの言葉で書き直してください。

10. カードの順番を整理する：前のカードに新しいカードを加えてください。正確な言葉で書かれたカードを並べ，重なっているものは除いてください。

第2部　警告サインの特定　183

エクササイズ 14－B

警告サイン分析＃2
(テレンス・T・ゴースキーによる, 1985)

方法： 以下の方法で，あなたが初期段階で経験する警告サインのうち，最初の警告サインを分析しましょう。

1. **最初の警告サインを選択してください：** あなたの初期の警告サインにおいて，もっと詳しく検討したい，と思う最初の警告サインを選んでください。

---

2. **記述：** この警告サインを経験しているとき，それはどのようにわかるのでしょうか？

A. 思考：この警告サインを経験しているとき，何を考えていることが多いでしょうか？

B. 感情：この警告サインを経験しているとき，何を感じていることが多いでしょうか？

第2部　警告サインの特定　185

C. 行動：この警告サインを経験しているとき，何をしたいでしょうか？
実際に何をしますか？

_____

_____

_____

_____

_____

3. **隠れた警告サイン**：書いたものを読み，ここに隠れている警告サイン
を探してください。あなたの「警告サイン特定カード」上に，あなた
自身の言葉でこれらの隠れた警告サインを文章で書いてください。

　・1つのカードに隠れた警告サインをそれぞれ書いてください。

　・それぞれに短いタイトルをつけ，書き込んでください。

　・「私の回復に問題が起きていることがわかるのは……ときです」と
　　いう文章を完成させるために，それぞれの鍵になる考えを一文で書
　　いてください。

　・深呼吸をし，それがあなたにとって正しいと感じるまで何度も声に
　　出して文を読んでください。声に出しても自分が納得できなければ
　　ほかの言葉で書き直してください。

4. カードを順番に整理する：警告サインが通常起こる順にカードを並べてください。重なっているものは除去してください。

5. 過去の経験：しらふのときにこの警告サインを経験した特定の過去の出来事を書いてください。

A. その警告サインの引き金となるのは，

_____

_____

_____のときです。

B. 最初に私がしたのは，

_____

_____

_____でした。

第2部　警告サインの特定　187

C．次に私がしたのは，

_でした。

D．結局最後に起こったのは，

_でした。

E．どこで起こりましたか？

_でした。

F. いつ起こりましたか？（西暦何年？　何曜日？　何時頃？）

G. その警告サインが引き金になったとき, あなたは何をしていましたか？

H. あなたは誰といましたか？　その人たちと何をしていましたか？

I. あなたの周りでは何が起こっていましたか？

J. 何をしたいという衝動に駆られましたか？

K. 実際に何をしましたか？

6. 隠れた警告サイン：あなたが書いたものを読み，その中にある隠れた警告サインを探してください。

　　・1つのカードに隠れた警告サインをそれぞれ書いてください。
　　・それぞれに短いタイトルをつけ，書き込んでください。
　　・「私の回復に問題が起きていることがわかるのは……ときです」という文章を完成させるために，それぞれの鍵になる考えを一文で書いてください。
　　・深呼吸をし，それがあなたにとって正しいと感じるまで何度も声に出して文を読んでください。声に出しても自分が納得できなければほかの言葉で書き直してください。

7. カードを順番に整理する：前のカードに新しいカードを加えてください。正確な言葉で書かれたカードを並べ，重なっているものは除いてください。

8. 将来の経験：今後，しらふのときに経験するであろうと思われる将来の出来事を書いてください。

A. その警告サインの引き金となるのは，

_____

_____

_____

_____でしょう。

B. 最初に私がするのは，

_____

_____

_____

_____でしょう。

C. 次に私がするのは，

_____

_____

_____

_____でしょう。

D. 結局最後に起こるのは,

_____

_____

_____

_____でしょう。

E. これが起こるときはどこにいると思いますか？

_____

_____

_____

_____

F. いつ起こると思いますか？（西暦何年？　何曜日？　何時頃？）

_____

_____

_____

G. その警告サインが引き金になるとき，あなたは何をしていますか？

H．あなたは誰といるでしょうか？　その人たちと何をしていますか？

I. あなたの周りでは，何が起こっていますか？

J. 何をしたいという衝動に駆られるでしょうか？

_____

_____

_____

_____

K. 実際に何をするでしょうか？

_____

_____

_____

_____

9. 隠れた警告サイン：あなたが書いたものを読み，その中にある隠れた
警告サインを探してください。

・１つのカードに隠れた警告サインをそれぞれ書いてください。

・それぞれに短いタイトルをつけ，書き込んでください。

・「私の回復に問題が起きていることがわかるのは……ときです」と
いう文章を完成させるために，それぞれの鍵になる考えを一文で書

いてください。

・深呼吸をし，それがあなたにとって正しいと感じるまで何度も声に出して文を読んでください。声に出しても自分が納得できなければほかの言葉で書き直してください。

10. **カードの順番を整理する**：前のカードに新しいカードを加えてください。正確な言葉で書かれたカードを並べ，重なっているものは除いてください。

エクササイズ
14−C

警告サイン分析＃3
(テレンス・T・ゴースキーによる, 1985)

方法：以下の方法で，あなたが初期段階で経験する警告サインのうち，最初の警告サインを分析しましょう。

1. **最初の警告サインを選択してください**：あなたの初期の警告サインにおいて，もっと詳しく検討したい，と思う最初の警告サインを選んでください。

2. **記述**：この警告サインを経験しているとき，それはどのようにわかるのでしょうか？

A. 思考：この警告サインを経験しているとき，何を考えていることが多いでしょうか？

B. 感情：この警告サインを経験しているとき，何を感じていることが多いでしょうか？

C. 行動：この警告サインを経験しているとき，何をしたいでしょうか？実際に何をしますか？

_____

_____

_____

_____

_____

3. **隠れた警告サイン**：書いたものを読み，ここに隠れている警告サインを探してください。あなたの「警告サイン特定カード」上に，あなた自身の言葉でこれらの隠れた警告サインを文章で書いてください。

・1つのカードに隠れた警告サインをそれぞれ書いてください。

・それぞれに短いタイトルをつけ，書き込んでください。

・「私の回復に問題が起きていることがわかるのは……ときです」という文章を完成させるために，それぞれの鍵になる考えを一文で書いてください。

・深呼吸をし，それがあなたにとって正しいと感じるまで何度も声に出して文を読んでください。声に出しても自分が納得できなければほかの言葉で書き直してください。

第2部　警告サインの特定　199

4. **カードを順番に整理する：**警告サインが通常起こる順にカードを並べてください。重なっているものは除去してください。

5. **過去の経験：**しらふのときにこの警告サインを経験した特定の過去の出来事を書いてください。

A. その警告サインの引き金となるのは,

_____

_____

_____

_____のときです。

B. 最初に私がしたのは,

_____

_____

_____

_____でした。

C. 次に私がしたのは,

＿＿＿＿＿＿＿＿＿＿＿＿＿＿＿＿＿＿＿＿＿＿＿＿＿＿＿＿

＿＿＿＿＿＿＿＿＿＿＿＿＿＿＿＿＿＿＿＿＿＿＿＿＿＿＿＿

＿＿＿＿＿＿＿＿＿＿＿＿＿＿＿＿＿＿＿＿＿＿＿でした。

D. 結局最後に起こったのは,

＿＿＿＿＿＿＿＿＿＿＿＿＿＿＿＿＿＿＿＿＿＿＿＿＿＿＿＿

＿＿＿＿＿＿＿＿＿＿＿＿＿＿＿＿＿＿＿＿＿＿＿＿＿＿＿＿

＿＿＿＿＿＿＿＿＿＿＿＿＿＿＿＿＿＿＿＿＿＿＿でした。

E. どこで起こりましたか？

＿＿＿＿＿＿＿＿＿＿＿＿＿＿＿＿＿＿＿＿＿＿＿＿＿＿＿＿

＿＿＿＿＿＿＿＿＿＿＿＿＿＿＿＿＿＿＿＿＿＿＿＿＿＿＿＿

＿＿＿＿＿＿＿＿＿＿＿＿＿＿＿＿＿＿＿＿＿＿＿＿＿＿＿＿

第2部　警告サインの特定　201

F.　いつ起こりましたか？（西暦何年？　何曜日？　何時頃？）

G.　その警告サインが引き金になったとき，あなたは何をしていましたか？

H.　あなたは誰といましたか？　その人たちと何をしていましたか？

I. あなたの周りでは何が起こっていましたか？

J. 何をしたいという衝動に駆られましたか？

K. 実際に何をしましたか？

第2部　警告サインの特定　203

6. **隠れた警告サイン：**あなたが書いたものを読み，その中にある隠れた警告サインを探してください。

　　・1つのカードに隠れた警告サインをそれぞれ書いてください。
　　・それぞれに短いタイトルをつけ，書き込んでください。
　　・「私の回復に問題が起きていることがわかるのは……ときです」という文章を完成させるために，それぞれの鍵になる考えを一文で書いてください。
　　・深呼吸をし，それがあなたにとって正しいと感じるまで何度も声に出して文を読んでください。声に出しても自分が納得できなければほかの言葉で書き直してください。

7. **カードを順番に整理する：**前のカードに新しいカードを加えてください。正確な言葉で書かれたカードを並べ，重なっているものは除いてください。

8. **将来の経験：**今後，しらふのときに経験するであろうと思われる将来の出来事を書いてください。

A. その警告サインの引き金となるのは，

_____

_____でしょう。

B. 最初に私がするのは,

_____でしょう。

C. 次に私がするのは,

_____でしょう。

D. 結局最後に起こるのは,

_____でしょう。

第2部　警告サインの特定　205

E. これが起こるときはどこにいると思いますか？

F. いつ起こると思いますか？（西暦何年？　何曜日？　何時頃？）

G. その警告サインが引き金になるとき，あなたは何をしていますか？

H. あなたは誰といるでしょうか？　その人たちと何をしていますか？

I. あなたの周りでは，何が起こっていますか？

J. 何をしたいという衝動に駆られるでしょうか？

K．実際に何をするでしょうか？

_____

_____

_____

_____

9. 隠れた警告サイン：あなたが書いたものを読み，その中にある隠れた
警告サインを探してください。

・1つのカードに隠れた警告サインをそれぞれ書いてください。
・それぞれに短いタイトルをつけ，書き込んでください。
・「私の回復に問題が起きていることがわかるのは……ときです」と
　いう文章を完成させるために，それぞれの鍵になる考えを一文で書
　いてください。
・深呼吸をし，それがあなたにとって正しいと感じるまで何度も声に
　出して文を読んでください。声に出しても自分が納得できなければ
　ほかの言葉で書き直してください。

10. カードの順番を整理する：前のカードに新しいカードを加えてくだ
さい。正確な言葉で書かれたカードを並べ，重なっているものは除
いてください。

$$\boxed{\begin{array}{c} \textbf{エクササイズ} \\ \textbf{14-D} \\ \longleftrightarrow \\ \textbf{警告サイン分析への反応} \end{array}}$$

1. **あなたの警告サインカードを読んでください**：正しい順番であなたの警告サインカードを大きな声で読んでください。できれば，第三者にどのようにしてあなたが安定した回復から依存的使用に至ったのかを説明してください。声に出して読みながら，頭に浮かんだ考え，かき乱すような感情，あなたがしたいと思った衝動に注意してみてください。

A. **思考**：そのカードを読んでいるときに頭に浮かんだことは何ですか？

_____

_____

_____

_____

第2部　警告サインの特定　209

B. 感情：その警告サインカードを読んでいるときに何を感じましたか？

_____

_____

_____

_____

_____

C. 行動的衝動：その考えや感情に対処するためにどんなことをしましたか？

_____

_____

_____

_____

> ## エクササイズ
> ## 15
> ## 文章完成

方法：このエクササイズでは，文章完成と呼ばれるテクニックを用いながら，あなたの意識から押し出されて除外されている隠れた警告サインを特定していきます。

1. **エクササイズを行う前に：**深く息を吸い，息を止め，それからゆっくりと吐き出してください。リラックスしてあなたのお腹，胸，のどがどのように感じているかに注意を払ってください。最後にもう一度深く息を吸って吐き，どのように感じているかに注意を払ってください。

2. **あなたの「警告サイン特定カード」を読んでください：**「警告サイン特定カード」を読み，それぞれの警告サインを読んでいるときにどのように感じているかに注意を払ってください。

文章完成＃1

方法：次の文章を少なくとも10通りの違った言葉で完成させてください。正解も誤答もありませんし，一般的でない，ばかげた，または意味のないことを書いてもいいのです。リラックスして心に浮かんだことを何でも書いてください。文の最後にある「はい，いいえ」の項目は次のエクササイズでやりますので，今は無視してください。

「私の回復に問題が起きていることがわかるのは……ときです」

これは
強烈な反応ですか？

1. _____ □はい　□いいえ

_____

2. _____ □はい　□いいえ

_____

3. _____ □はい　□いいえ

_____

4. _____ □はい　□いいえ

_____

5. _____ □はい □いいえ

6. _____ □はい □いいえ
_____

7. _____ □はい □いいえ

_____

8. _____ □はい □いいえ

_____

9. _____ □はい □いいえ

_____

10. _____ □はい □いいえ

_____

強烈な反応

　方法：強烈な反応とは，文章完成を書いたときに，不快な記憶を思い出させたり，強い感情をもったり，自分自身の中で葛藤を引き起こさせるようなことを指します。

1. 今書いたばかりのリストを読んでください。

2. 読みながら深呼吸をして考えていることや感じていることに注意を払ってください。

3. それが強烈な反応であることかどうか判断してください。（例：それは不快な記憶をかき乱し，強い感情を引き起こし，葛藤を起こらせますか？）

4. 文章を書いた後にある「はい，いいえ」の項目にチェックを入れてください。

第 1 の文章を書きなおす

　あなたが取り組みたい強烈な反応を選択し，その反応を用いた新しい文章を作ってください。次の例は強烈な反応からの新しい文章の作り方を示しています。

もし，強烈な感情が……	新しい文章は……
妻とケンカしたときに 回復が危うくなっていたとわかった。	強烈な反応は 妻とケンカしたときに現れる。
理由なく怒りを感じているときに 回復が危うくなるのを知っている。	強烈は反応は， わたしが理由なく怒りを感じた ときに現れる。
長時間働き始めたときに 回復が危うくなるのを知っている。	強烈な反応は， わたしが長時間働いたときに現 れる。

1. 私が取り組みたい強烈な感情は，

_____

_____

2. 新しい文章は，

_____

_____

_____

文章完成＃2

方法：以下に新しい文を書いてください。

　次の文章を少なくとも10通りの違った言葉で完成させてください。

　文の最後にある「はい，いいえ」の項目は次のエクササイズでやりますので今は無視してください。

これは
強烈な反応ですか？

1. _____ □はい　□いいえ

_____

2. _____ □はい　□いいえ

_____

3. _____ □はい　□いいえ

_____

4. _____ □はい　□いいえ

_____

5. _____ □はい □いいえ

_____

6. _____ □はい □いいえ

_____

7. _____ □はい □いいえ

_____

8. _____ □はい □いいえ

_____

9. _____ □はい □いいえ

_____

10. _____ □はい □いいえ

_____

強烈な反応

方法：強烈な反応とは，文章完成を書いたときに，不快な記憶を思い出させたり，強い感情を持ったり，自分自身のなかで葛藤を引き起こさせるようなことを指します。

1. 今書いたばかりのリストを読んでください。

2. 読みながら深呼吸をして考えていることや感じていることに注意を払ってください。

3. それが強烈な反応であることかどうか判断してください（例：それは不快な記憶をかき乱し，強い感情を引き起こし，葛藤を起こらせますか？）。

4. 文章を書いた後にある「はい，いいえ」の項目にチェックをいれてください。

第2の新しい文章を書く

あなたが取り組みたい強烈な反応を選択し，その反応を用いた新しい文章を作ってください。必要であれば第1の文の書き方を参考にしてください。

1. 私が取り組みたい強烈な感情は,

_____

_____

_____

2. 新しい文章は,

_____

_____

_____

文章完成＃3

方法：以下に新しい文を書いてください。

次の文章を少なくとも10通りの違った答えをもって完成させて下さい。文の最後にある「はい，いいえ」の項目は次のエクササイズでやりますので，今は無視してください。

これは
強烈な反応ですか？

1. ＿＿＿＿＿＿＿＿＿＿＿＿＿＿＿＿　□はい　□いいえ

　＿＿＿＿＿＿＿＿＿＿＿＿＿＿＿＿

2. ＿＿＿＿＿＿＿＿＿＿＿＿＿＿＿＿　□はい　□いいえ

　＿＿＿＿＿＿＿＿＿＿＿＿＿＿＿＿

3. ＿＿＿＿＿＿＿＿＿＿＿＿＿＿＿＿　□はい　□いいえ

　＿＿＿＿＿＿＿＿＿＿＿＿＿＿＿＿

4. ＿＿＿＿＿＿＿＿＿＿＿＿＿＿＿＿　□はい　□いいえ

　＿＿＿＿＿＿＿＿＿＿＿＿＿＿＿＿

5. _____ □はい □いいえ

   _____

6. _____ □はい □いいえ

   _____

7. _____ □はい □いいえ

   _____

8. _____ □はい □いいえ

   _____

9. _____ □はい □いいえ

   _____

10. _____ □はい □いいえ

   _____

強烈な反応

 方法：強烈な反応とは，文章完成を書いたときに，不快な記憶を思い出させたり，強い感情を持ったり，自分自身の中で葛藤を引き起こさせるようなことを指します。

1. 今書いたばかりのリストを読んでください。

2. 読みながら深呼吸をして考えていることや感じていることに注意を払ってください。

3. それが強烈な反応であることかどうか判断してください。（例：それは不快な記憶をかき乱し，強い感情を引き起こし，葛藤を起こらせますか？）

4. 文章を書いた後にある「はい，いいえ」の項目にチェックをいれてください。

最後の文章完成

　方法：次の文章を少なくとも 10 通りの違った答えをもって完成させて下さい。正解や誤答はありませんし，一般的でない，ばかげた，または意味を成さないことを書いてもいいです。リラックスして心に浮かんだことを何でも書いてください。文の最後にある「はい，いいえ」の項目は次のエクササイズでやりますので，今は無視してください。

「今，私は……に気づいています」

これは
強烈な反応ですか？

1. _____ □はい　□いいえ

_____

2. _____ □はい　□いいえ

_____

3. _____ □はい　□いいえ

_____

4. _____ □はい　□いいえ

_____

第2部　警告サインの特定　223

5. _____　□はい　□いいえ

_____

6. _____　□はい　□いいえ

_____

7. _____　□はい　□いいえ

_____

8. _____　□はい　□いいえ

_____

9. _____　□はい　□いいえ

_____

10. _____　□はい　□いいえ

_____

強烈な反応

　方法：強烈な反応とは，文章完成を書いたときに，不快な記憶を思い出させたり，強い感情を持ったり，自分自身の中で葛藤を引き起こさせるようなことを指します。

1. 今書いたばかりのリストを読んでください。

2. 読みながら深呼吸をして考えていることや感じていることに注意を払ってください。

3. それが強烈な反応であることかどうか判断してください。（例：それは不快な記憶をかき乱し，強い感情を引き起こし，葛藤を起こらせますか？）

4. 文章を書いた後にある「はい，いいえ」の項目にチェックをいれてください。

隠れた警告サインを見つける

　あなたが今書き終えた文から強烈な反応を選択し，その反応を用いた新しい文章を作ってください。必要であれば第1の文の書き方を参考にしてください。

1. 4つの文章完成エクササイズを見直してください。

2. 強烈な反応としてあなたがマークしたそれぞれの文を読んでください。

3. あなたの「警告サイン特定カード」を読み，それぞれの強烈な反応を表している警告サインがあるかどうか見てください。

　A. もしあるのなら次の強烈な反応に進んでください。

　B. 強烈な反応を引き起こす警告サインがなければ，新しく「警告サイン特定カード」を作り，ほかの「警告サイン特定カード」と一緒に適切な文章に置き換えてください。

エクササイズ
16

最終的な警告サインリスト

1. **カードを順番に整理する**：まとめたタイトルを用いて，あなたの「警告サイン特定カード」を整理し，普段起こりそうな順番に並べてください。

2. **重複を除去する**：同じ，または似たようなタイトルをもつカードを取り除いて重複した「警告サイン特定カード」を除去してください。（この時点では，まとまったタイトルのあるカードが30か，それ以上あるかもしれません）

3. **初期の警告サインを見直す**：リストにある初期の警告サインを見て，これ以前に起こっている警告サインがあるかどうか確かめてください。もし新しい警告サインがあるのならそれぞれの新しい「警告サイン特定カード」を作ってください。

4. **再発正当化を特定する**：最後のカードを見て，その最後の「警告サイン特定カード」と依存的に使用し始めた時期の間に起こった警告サインがあるかどうか考えてください。新しい「警告サイン特定カード」にそれを書いてください。依存的使用に戻ってもいいと自分に言い聞かせるような特別な考え方を特定してください。

5. **あなた自身の再発ストーリーを語る**：カード順にそれぞれの警告サインを表しながらあなたの再発の進行プロセスを話してみてください。新たな記憶や考えが浮かんだらそれらも話してください。

6. **隠れた警告サインのフィードバックを得る**：聞いている人に，隠れた警告サインを含んでいるような行動におけるギャップを指摘してもらってください。もし新たな警告サインが見つかったなら，新しいカードに記入し，適切な順に置いてください。

7. **カードに番号を付ける**：それぞれのカードの右上に正確な順番で番号を付けます。これは次のステップでカードを分類した後で簡単に順序を復元しやすくさせます。

8. **完成をチェックする：**
   A. **行動におけるギャップ**：行動においてギャップがないか確認してください。行動のギャップは出来事の順序において見逃したステップがある証拠です。行動におけるギャップを特定するためにそれぞれの警告サインを読み，そういった行動をしている自分を想像してください。あなたの心の中でなぜある行動がその次の行動につながったのかが正確にわからないところまできたら，行動のギャップは続きます。行動にギャップがあるのなら，このギャップを埋めるために新しい「警告サイン特定カード」が必要となります。

   B. **逆追跡する**：あなたが特定できる最も初めの警告サインまで逆追跡しているか確認してください。最初の警告サインを追跡するために，「この警告サインを生じさせたのは何が起こったからです

か?」と自問してください。新しい「警告サイン特定カード」を書き，「この警告サインを生じさせたのは何が起こったからですか?」と聞いてください。新たな警告サインが思いつかなくなるまでやってください。

C. 再発正当化：最後のいくつかの警告サインが，心の中でいかにあなた自身を，アルコールや薬物使用に戻ることを正当化させているかを確かめてください。

9. 最終警告サインリスト：再発予防カードから最終警告サインリストへタイトルと記述を写してください。（それぞれの警告サインタイトルのあとにある「危険ですか?」のあとにある「はい，いいえ」の項目は書き込まないでください。次のセクションでこれらの質問の答えかたを指導します）

最終警告サインリスト

■ 警告サイン＃1

_____

_____ 危険ですか？　□はい　□いいえ

記述：私は……のときに回復が危ういとわかります

_____

_____

■ 警告サイン＃2

_____

_____ 危険ですか？　□はい　□いいえ

記述：私は……のときに回復が危ういとわかります

_____

_____

■ 警告サイン＃3

_____

_____ 危険ですか？　□はい　□いいえ

記述：私は……のときに回復が危ういとわかります

_____

_____

_____

■ 警告サイン＃4

_____

_____ 危険ですか？　□はい　□いいえ

記述：私は……のときに回復が危ういとわかります

_____

_____

_____

■ 警告サイン＃5

危険ですか？　□はい　□いいえ

記述：私は……のときに回復が危ういとわかります

■ 警告サイン＃6

危険ですか？　□はい　□いいえ

記述：私は……のときに回復が危ういとわかります

■ 警告サイン#7

危険ですか？　□はい　□いいえ

記述：私は……のときに回復が危ういとわかります

■ 警告サイン#8

危険ですか？　□はい　□いいえ

記述：私は……のときに回復が危ういとわかります

■ 警告サイン＃9

_____

_____ 危険ですか？　□はい　□いいえ

記述：私は……のときに回復が危ういとわかります

_____

_____

_____

■ 警告サイン＃10

_____

_____ 危険ですか？　□はい　□いいえ

記述：私は……のときに回復が危ういとわかります

_____

_____

_____

■ 警告サイン＃ 11

＿＿＿＿＿＿＿＿＿＿＿＿＿＿＿＿＿＿＿＿＿＿＿＿＿＿＿＿＿

＿＿＿＿＿＿＿＿＿＿＿＿＿＿＿＿＿　　危険ですか？　□はい　□いいえ

記述：私は……のときに回復が危ういとわかります

＿＿＿＿＿＿＿＿＿＿＿＿＿＿＿＿＿＿＿＿＿＿＿＿＿＿＿＿＿

＿＿＿＿＿＿＿＿＿＿＿＿＿＿＿＿＿＿＿＿＿＿＿＿＿＿＿＿＿

＿＿＿＿＿＿＿＿＿＿＿＿＿＿＿＿＿＿＿＿＿＿＿＿＿＿＿＿＿

■ 警告サイン＃ 12

＿＿＿＿＿＿＿＿＿＿＿＿＿＿＿＿＿＿＿＿＿＿＿＿＿＿＿＿＿

＿＿＿＿＿＿＿＿＿＿＿＿＿＿＿＿＿　　危険ですか？　□はい　□いいえ

記述：私は……のときに回復が危ういとわかります

＿＿＿＿＿＿＿＿＿＿＿＿＿＿＿＿＿＿＿＿＿＿＿＿＿＿＿＿＿

＿＿＿＿＿＿＿＿＿＿＿＿＿＿＿＿＿＿＿＿＿＿＿＿＿＿＿＿＿

＿＿＿＿＿＿＿＿＿＿＿＿＿＿＿＿＿＿＿＿＿＿＿＿＿＿＿＿＿

■ 警告サイン＃13

_____

_____　危険ですか？　□はい　□いいえ

記述：私は……のときに回復が危ういとわかります

_____

_____

_____

■ 警告サイン＃14

_____

_____　危険ですか？　□はい　□いいえ

記述：私は……のときに回復が危ういとわかります

_____

_____

_____

■ 警告サイン＃ 15

_____

_____ 危険ですか？ □はい □いいえ

記述：私は……のときに回復が危ういとわかります

_____

_____

_____

■ 警告サイン＃ 16

_____

_____ 危険ですか？ □はい □いいえ

記述：私は……のときに回復が危ういとわかります

_____

_____

_____

第2部 警告サインの特定 237

■ 警告サイン＃ 17

危険ですか？　□はい　□いいえ

記述：私は……のときに回復が危ういとわかります

■ 警告サイン＃ 18

危険ですか？　□はい　□いいえ

記述：私は……のときに回復が危ういとわかります

■ 警告サイン＃ 19

危険ですか？　□はい　□いいえ

記述：私は……のときに回復が危ういとわかります

■ 警告サイン＃ 20

危険ですか？　□はい　□いいえ

記述：私は……のときに回復が危ういとわかります

第2部 警告サインの特定 239

エクササイズ
17-A

危険な警告サインを特定する
（テレンス・T・ゴースキーによる）

方法： 危険な警告サインはあなたが初期に特定でき，再発を避けるために違うやり方でマネジメントすることができるものです。

1. あなたの最終警告サインリストを見直し，再発プロセスの初期に始まり，簡単に認識でき，介入しやすい警告サインを特定してください。

2. もしその警告サインが危険な警告サインであると思うなら，警告サインタイトルの後にある「危険ですか？」の「はい」にチェックを入れてください。

3. もしそうでないと思うなら，「いいえ」にチェックを入れてください。

4. 今回の目的は，少なくとも3つの危険な警告サインを特定し，下のリストに挙げることです。

■ 危険な警告サイン#1：

これを選んだ理由：

■ **危険な警告サイン＃２：**

これを選んだ理由：

■ **危険な警告サイン＃３：**

これを選んだ理由：

第2部 警告サインの特定 241

エクササイズ
17－B

危険な警告サインをマネジメントする＃1
（テレンス・T・ゴースキーによる）

1. 危険な警告サイン＃1：あなたが選んだ最初の危険な警告サインは何ですか？

---

2. リスクの高い状況：過去においてこの危険な警告サインが活発になった状況を書いてください。

---

3. 思考：その警告サインが活発となったとき，あなたは何を考えていましたか？

---

4. 感情：その警告サインが活発となったとき，あなたは何を感じていましたか？

5. 行動の衝動：その警告サインが生じたときに，あなたは何をしようと駆り立てられましたか？

第2部　警告サインの特定　243

6. 対処行動：どの警告サインをマネジメントするために実際には何をしましたか？

---

7. 予想された結果：その対処行動によってどのような結果が起こると考えていましたか？

---

8. 実際の結果：その対処行動をとったとき，実際には何が起こりましたか？

9. 介入ポイント：よりよい結果を生みだすために，ほかにはどんな思考，感情や行動がありえたと思いますか？

介入ポイント＃1：その経験の初めの頃にほかにできたであろうことは

介入ポイント＃2：その経験の中頃にほかにできたであろうことは

介入ポイント＃3：その経験の終わり頃にほかにできたであろうことは

---

10. 最初の再構成：

A. 3番目の介入ポイントにおいて，ほかにできたであろうことは何ですか？

B. これは結果をどのように変化させましたか？

11. 2番目の再構成：

A. 2番目の介入ポイントにおいて，ほかにできたであろうことは何ですか？

B. これは結果をどのように変化させましたか？

12. 3番目の再構成：

A. 1番目の介入ポイントにおいて，ほかにできたであろうことは何ですか？

B. これは結果をどのように変化させましたか？

第2部 警告サインの特定 247

エクササイズ 17−C

危険な警告サインをマネジメントする＃2
（テレンス・T・ゴースキーによる）

1. 危険な警告サイン＃1：あなたが選んだ2番目の危険な警告サインは何ですか？

---

2. リスクの高い状況：過去においてこの危険な警告サインが活発になった状況を書いてください。

---

3. 思考：その警告サインが活発となったとき，あなたは何を考えていましたか？

---

4. 感情：その警告サインが活発となったとき，あなたは何を感じていましたか？

_____

_____

_____

_____

5. 行動の衝動：その警告サインが活発になったとき，あなたは何をしようと駆り立てられましたか？

_____

_____

_____

_____

6. **対処行動**：どの警告サインをマネジメントするために，実際には何をしましたか？

_____

_____

_____

7. **予想された結果**：その対処行動で何を成し得ようとしましたか？

_____

_____

_____

8. **実際の結果**：その対処行動をとったとき，実際には何が起こりましたか？

_____

_____

_____

9. 介入ポイント：よりよい結果を生みだすために，ほかのどんな思考，感情そして行動が取れたと思いますか？

介入ポイント＃１：その経験の初めの頃にほかにできたであろうことは

_____

_____

_____

介入ポイント＃２：その経験の中頃にほかにできたであろうことは

_____

_____

_____

介入ポイント＃３：その経験の終わり頃にほかにできたであろうことは

_____

_____

_____

第2部　警告サインの特定　251

10. 最初の再構成：

A．3番目の介入ポイントにおいて，ほかにできたであろうことは何ですか？

B．これは結果をどのように変化させましたか？

11. 2番目の再構成：

A．2番目の介入ポイントにおいて，ほかにできたであろうことは何ですか？

B. これは結果をどのように変化させましたか？

_____

_____

_____

12. 3番目の再構成：

A. 1番目の介入ポイントにおいて，ほかにできたであろうことは何ですか？

_____

_____

_____

B. これは結果をどのように変化させましたか？

_____

_____

_____

第2部　警告サインの特定　253

エクササイズ
17-D

危険な警告サインをマネジメントする#3
（テレンス・T・ゴースキーによる）

1. **危険な警告サイン#1**：あなたが選んだ3番目の危険な警告サインは
何ですか？

_____

2. **リスクの高い状況**：過去においてこの危険な警告サインが活発になっ
た状況を書いてください。

_____

_____

_____

3. **思考**：その警告サインが活発となったとき，あなたは何を考えていま
したか？

_____

4. 感情：その警告サインが活発となったとき，あなたは何を感じていましたか？

5. 行動の衝動：その警告サインが活発になったとき，あなたは何をしようと駆り立てられましたか？

第2部　警告サインの特定　255

6. 対処行動：どの警告サインをマネジメントするために実際には何をしましたか？

7. 予想された結果：その対処行動で何を成し得ようとしましたか？

8. 実際の結果：その対処行動をとったとき，実際には何が起こりましたか？

9. 介入ポイント：よりよい結果を生みだすために，ほかのどんな思考，感情そして行動が取れたと思いますか？

介入ポイント＃1：その経験の初めの頃にほかにできたであろうことは

_____

_____

_____

介入ポイント＃2：その経験の中頃にほかにできたであろうことは

_____

_____

_____

介入ポイント＃3：その経験の終わり頃にほかにできたであろうことは

_____

_____

_____

10. 最初の再構成：

A. 3番目の介入ポイントにおいて，ほかにできたであろうことは何ですか？

B. これは結果をどのように変化させましたか？

11. 2番目の再構成：

A. 2番目の介入ポイントにおいて，ほかにできたであろうことは何ですか？

B. これは結果をどのように変化させましたか？

_____

_____

_____

12. 3番目の再構成：

A. 1番目の介入ポイントにおいて，ほかにできたであろうことは何ですか？

_____

_____

_____

B. これは結果をどのように変化させましたか？

_____

_____

_____

第3部
警告サインをマネジメントする

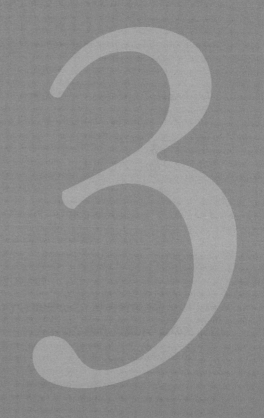

エクササイズ
18

警告サイン特定カードを完成させる

方法：いよいよ「警告サイン特定カード」を次の手順で完成させるときがきました。

1. **カードに順番をつける**：今，カードは生じやすい警告サイン順に並んでいるはずです。それらを異なった順番で並べ替えます。カードの右上に番号を付けることによって，元の正しい順序に並べ替えることができます。カードに番号をつけてください。

2. **カードを見てください**：「この警告サインが出現しているとき……」という文章から始まり，その警告サインを経験しているときにあなたが何を考え，感じ，何の行動に急き立てられるのかを特定する空欄があるのがわかるでしょう。

3. **すべてのカードを完成させる**：すべてのカードを完全に埋めてください。それぞれの空欄が適切に決められた言葉やフレーズで埋められているか確認してください。

例えば　**「この警告サインが出現しているとき……」**
1. 次のように考えがちです：
　　私はダメだ。

第3部　警告サインをマネジメントする　261

2. 次のように感じがちです：

自分自身が恥ずかしく，怒りを感じている。

3. 次のことをしたくなります：

一人になりたくなる。

🕉 メモ：それぞれのカードを完全に埋めてください。次に続くエクササイズで，この完成したカードを使用します。

エクササイズ
19

← →

リスクの高い思考リスト
（テレンス・T・ゴースキーによる）

方法：

1. **リスクの高い思考を見直す：** それぞれの「警告サイン特定カード」の
   思考のところに文が書かれているかどうか見直してください。

2. **思考によってカードを分類する：** 同じか，似かよった考えのカードが
   重ならないようにカードを分類してください。例えば，「私はダメ
   だ！」「自分には何の価値もない！」「私はひどい人間だ！」といっ
   た3つの考えがあるとしても，これらは実質的に同じ内容で，「自分
   自身が良くない」といっているのです。そこでこれらのカードは1つ
   の山にまとめます。

3. **3つの基本的なリスクの高い思考：** 再発警告サインへとつながる3つの
   基本的な考えを選んでください。最も高い山になっているカードから
   3つを選ぶと良いでしょう。

4. **リスクの高い思考リストの記入：** リスクの高い思考リストに設けられ
   た空欄に，「警告サイン特定カード」を分類して見つけた3つの思考
   を書いてください。

5. **合理的なほかの思考：** あなたがクリーンを続け，再発リスクを低減す

るための助けになるような別の考え方を書いてみましょう。リスクの高い思考リストの右側のスペースにその新しい考え方を書いてください。

6．例：次はリスクの高い思考リストのやり方の一例です。

再発につながるもともとの非合理的な考え方	合理的なほかの考え方（再発予防の新しい方法）
1．要求された以上に働き，より多く達成すべきだ。	1．いつも必死に働く必要はない。相応の目標を立てればよい。

再発につながるもともとの 非合理的な考え方	合理的なほかの考え方 （再発予防の新しい方法）
1. ＿＿＿＿＿＿＿＿＿＿＿＿＿ ＿＿＿＿＿＿＿＿＿＿＿＿＿＿ ＿＿＿＿＿＿＿＿＿＿＿＿＿＿ ＿＿＿＿＿＿＿＿＿＿＿＿＿＿	1. ＿＿＿＿＿＿＿＿＿＿＿＿＿ ＿＿＿＿＿＿＿＿＿＿＿＿＿＿ ＿＿＿＿＿＿＿＿＿＿＿＿＿＿ ＿＿＿＿＿＿＿＿＿＿＿＿＿＿
2. ＿＿＿＿＿＿＿＿＿＿＿＿＿ ＿＿＿＿＿＿＿＿＿＿＿＿＿＿ ＿＿＿＿＿＿＿＿＿＿＿＿＿＿ ＿＿＿＿＿＿＿＿＿＿＿＿＿＿	2. ＿＿＿＿＿＿＿＿＿＿＿＿＿ ＿＿＿＿＿＿＿＿＿＿＿＿＿＿ ＿＿＿＿＿＿＿＿＿＿＿＿＿＿ ＿＿＿＿＿＿＿＿＿＿＿＿＿＿
3. ＿＿＿＿＿＿＿＿＿＿＿＿＿ ＿＿＿＿＿＿＿＿＿＿＿＿＿＿ ＿＿＿＿＿＿＿＿＿＿＿＿＿＿ ＿＿＿＿＿＿＿＿＿＿＿＿＿＿	3. ＿＿＿＿＿＿＿＿＿＿＿＿＿ ＿＿＿＿＿＿＿＿＿＿＿＿＿＿ ＿＿＿＿＿＿＿＿＿＿＿＿＿＿ ＿＿＿＿＿＿＿＿＿＿＿＿＿＿

第3部　警告サインをマネジメントする　265

エクササイズ 20−A

リスクの高い感情リスト

（テレンス・T・ゴースキーによる）

方法：

1. **マネジメントできない感情を見直す：**それぞれの「警告サイン特定カード」の感情の欄に記入されているかを見直してください。

2. **感情におけるカードを分類する：**同じか，似かよったカードの重複を避けるためにカードを分類してください。例えば，あなたが怒っている，敵意を感じているというカードは本質的には同じことなので同じところに重ねて置いてください。

3. **最初の感情リストを書く：**下に挙げた空欄に，感情によって分類された警告サイン特定カードによって特定された3つの主な感情を書いてください。

リスクの高い感情＃１：

リスクの高い感情＃２：

リスクの高い感情＃3：

第3部 警告サインをマネジメントする 267

エクササイズ
20-B
感情リストワークシート

4. 次の感情リストを見直してください：再発警告サインを引き起こした，または依存的使用が始まる原因になった感情をチェックしてください。

☐ **強さ**：自分が強く感じられる。高いエネルギー，力，能力を経験している。

☐ **弱さ**：自分が弱く感じられる。低いエネルギー，もろさ，能力のなさを経験している。

☐ **怒り**：怒りを感じている。心がかき乱される感じ，不快感，敵意を経験している。

☐ **気にかける**：気にかけている。自分を守ったり，養ったり，また誰かをまたは何かを気にかけるような感情的な温かさを経験している。

☐ **喜び**：喜びがいっぱいなのを感じる。自分が何か価値あるものをもち，また価値あるものを受ける予感があり，興奮している。

☐ **悲しみ**：悲しみを感じる。苦悩，嘆き，後悔の念を経験している。

☐ **安心感**：安心感がある。安定感，心の平安，安全であり，もはや危険ではないという確信を経験している。

☐ **恐怖**：怖い。不安感があり，危険に陥っている，または危険であるとの確信から心がかき乱されている感じがする。

☐ **不満**：不満を感じる。望んでいる目標を達成できないといった動揺を感じている。

☐ **満たされた感じ**：満たされている感じがする。望んでいる目標を達成，または達成すると信じることで心の中に満足感がある。

　　誇張された，ゆがんだ感情：次の感情は，上の10の基本的な健康的感情の誇張，またはゆがんだ感情です。これらの感情は，基本的な感情を誇張したり，縮小したりした非合理的な考えを加えて作られたものです。

☐ **壮大感**：壮大な感じがする。誰も，何も自分を打ち負かせることは出来ないという確信から起こる極端な強さや力を内部に感じている（壮大感は強さの誇張である）。

☐ **無力感**：無力さを感じる。あまりにも力がないので自分自身を守り，ケアすることができなくなっているという確信から起こる極端な弱さを感じている。

☐ **憤慨**：憤慨している。拭い去れない，減少させられない強い怒りや敵意を感じている（憤慨は怒りの誇張である）。

第3部　警告サインをマネジメントする　269

☐ **義務感**：義務感を感じる。自分が気にしていることを示すために自分を無視するか犠牲にしなければならないほど強く気にかけてしまう（義務感は気にかけることの誇張である）。

☐ **躁的**：躁を感じている。まるで酔っているように狂喜したり，喜びに興奮した状態になる（躁とは強烈な歓喜のことである）。

☐ **鬱**：鬱を感じる。あまりにも悲しみが強く，苦悩し，嘆き傷つき，普通にふるまうのが難しくなっている（鬱とは悲しみが強くなりすぎた感情である）。

☐ **自己満足感**：満ち足りてしまっている。大丈夫と感じて満足しており，治療に対するやる気を失っている（自己満足感とは安心感が強くなり過ぎていることである）。

☐ **パニック**：パニックになっている。なにかひどいことが起こるのではないかととても怖くなり普通にふるまうことができない（パニックは恐怖感が強くなり過ぎたことである）。

☐ **失望感**：希望がないのを感じる。望むものや必要なものは手に入れることはできないという確信から深刻な不満を感じる（失望感とは，したいことができない不満が強くなりすぎたものである）。

☐ **屈感**：退屈である。強い内的充足感を感じ，しないとならないことをする気にもならない（退屈感とは強すぎる充足感である）。

☐ **罪悪感**：罪悪感をもつ。なにか間違えたことをしたと思い，深い自責

の念を感じる（罪悪感とは，個人的な価値感を違えてしまった際の健康的な反応である場合も，悲しみが強くなりすぎた場合も，過ちを犯してしまったとの不合理な思い込みである場合もありうる）。

☐ **羞恥心**：自分が「人として欠陥がある！」と思い込み，恥ずかしく思っている（羞恥心とは，自分が人として欠陥があり，向上できないと思い込んだための罪悪感が強くなったものである）。

5. 「**警告サイン特定カード**」と比べてください：分類したカードから得た3つの主なリスクの高い感情とこのリストを比べてください。ほかにリスクの高い感情があるのに気づいたら，下に書いてください。

リスクの高い感情 # 4

リスクの高い感情 # 5

リスクの高い感情 # 6

---

6. **3つのリスクの高い感情を見つける**：あなたが特定した6つの感情から，再発の可能性を高める3つの感情を選択してください。

1番目にリスクの高い感情

2番目にリスクの高い感情

3番目にリスクの高い感情

7. **感情マネジメントワークシートに書き込んでください**：これらの3つの感情を最初の欄に書き込んでください。

8. **マネジメントできない感覚**：それぞれの欄の中に，その感情がどのようにマネジメントできなかったのか，簡単に書いてください。

9. **感情マネジメント法**：右横の欄に感情のマネジメントの仕方や解決の仕方を書いてください。

10. **例**：感情マネジメントワークシートの書き方の例は次の通りです。

マネジメントできない主な感情と それが再発につながった経緯	新しく効果的で再発予防に役立つ 感情マネジメント
1．感情：怒り	1．自分が怒っているということ に気づく。
私がマネジメントに失敗した やり方は……	誰に，何に対し起こっている のか特定する。
すべてがうまくいっているフ リをし，自分が怒っているこ とを自分自身が気づいたり， 他人に気づかれたりすること を拒否する，または怒ってい ることを認めない。	信頼できる人に自分の怒りを 話す。 怒っている相手にそれを話す。

第3部　警告サインをマネジメントする　273

エクササイズ
20−C

感情マネジメントワークシート
（テレンス・T・ゴースキーによる）

マネジメントできない主な感情と それが再発につながった経緯	再発防止の新しいより効果的な マネジメント法
1. 感情：＿＿＿＿＿＿＿＿＿＿	1.＿＿＿＿＿＿＿＿＿＿＿＿
＿＿＿＿＿＿＿＿＿＿＿＿＿＿	＿＿＿＿＿＿＿＿＿＿＿＿
私がマネジメントに失敗した	＿＿＿＿＿＿＿＿＿＿＿＿
やり方は……	＿＿＿＿＿＿＿＿＿＿＿＿
＿＿＿＿＿＿＿＿＿＿＿＿＿＿	＿＿＿＿＿＿＿＿＿＿＿＿
＿＿＿＿＿＿＿＿＿＿＿＿＿＿	＿＿＿＿＿＿＿＿＿＿＿＿
＿＿＿＿＿＿＿＿＿＿＿＿＿＿	＿＿＿＿＿＿＿＿＿＿＿＿

2. 感情：

私がマネジメントに失敗した

やり方は……

3. 感情：

私がマネジメントに失敗した

やり方は……

2.

3.

第3部　警告サインをマネジメントする　275

エクササイズ
21
リスクの高い行動リスト
（テレンス・T・ゴースキーによる）

---

1. **自己破壊的な行動のふりかえり**：あなたの「警告サイン特定カード」
   の行動の部分を見直し，行動に関する記述が書かれているかどうか確
   認してください。

2. **行動によってカードを分類する**：同じか，似かよった行動を表すカー
   ドが重ならないようにカードを分類してください。

3. **主な3つの自己破壊的な行動を見つけてください**：再発警告サインに
   つながった3つの主な自己破壊的行動を選択し，リスクの高い行動リ
   スト上の適切な空欄に書いてください。これらは大抵2つの大きな
   カードの山を表します。

   A. 駆り立てられる行動：リストの「私が駆り立てられるのは」で始
      まる欄のところに，あなたが何に駆り立てられるのか書いてくだ
      さい。

   B. 昔の対処行動：「実際に私がするのは」で始まる欄に，あなたが
      実際に行動した昔のやり方を書いてください。

4. **新しい，より効果的な行動**：右横の「代わりに私ができるのは」で始

まる欄に新たなより効果的な行動のやり方を書いてください。

5. **例：リスクの高い行動リストを完成させる例の1つです。**

主な自己破壊行動，または 再発に導いた行動の衝動	再発を防げる新たな，より効果的 な行動（新しい行動方法）
1. 私が駆り立てられるのは…… 怒っていると，どなり，叫び， 部屋から飛び出ていきたくなる。 実際に私がするのは…… 落ち着きはらっていい人の振り をし，すべてを大丈夫と偽って 人から遠ざかり，自分自身を臆 病者だと責めること。	1. 代わりに私ができるのは…… ・自分の感情に気づく。 ・このように感じても良いのだ と保証する ・この問題に関わりたいのか， はっきりと避けたいのか決 める。 ・それについて関わるのは今な のか，後からなのかを決める。 ・行動に移す前に信頼できる人 に話す。

リスクの高い行動リスト

（テレンス・T・ゴースキーによる）

主な自己破壊行動，または再発に導いた行動の衝動

1. 私が駆り立てられるのは……

実際に私がするのは……

2. 私が駆り立てられるのは……

再発を防げる新たな，より効果的な行動（新しい行動方法）

1. 代わりに私ができるのは……

2. 代わりに私ができるのは……

実際に私がするのは……

3. 私が駆り立てられるのは……

3. 代わりに私ができるのは……

実際に私がするのは……

第3部　警告サインをマネジメントする　279

エクササイズ
22

リスクの高い状況を特定する
（テレンス・T・ゴースキーによる）

　リスクの高い状況とは，再発警告サインが活発になったり，依存的使用につながる衝動をもちやすい状況ということができます。飲酒や薬物使用している人に近づいたり，仕事を解雇されたり，離婚したり，深刻な事故に遭ったりなど，リスクの高い状況はたくさんあります。

　どのような状況で依存的使用に戻りたいという衝動をもつのかを明らかにし，代わりに何ができるのかを計画しておくことが大切です。

　リスクの高い状況を特定する3つの方法があります。
・再発警告サインや依存的使用につながってしまった過去の状況を特定する。
・再発警告サインや依存的使用につながるであろう未来の状況を特定する。
・再発警告サインや依存的使用につながる，今のあなたが巻き込まれている状況を特定する。

　さあ，3つすべてをやってみましょう。

エクササイズ 22−A

過去のリスクの高い状況

方法：再発警告サインや依存的使用につながってしまった過去の3つの状況を考えてください。下記に簡単にそれらについて記述してください。

1. 過去の状況＃1

_____

_____

次の1〜2週間以内にこのような状況を経験する確率はどのくらいでしょうか？

□まず確実　　□高い　　□低い　　□とても低い

このような状況を経験したら，依存的使用が始まる確率は？

□まず確実　　□高い　　□低い　　□とても低い

第3部　警告サインをマネジメントする　281

2. 過去の状況＃2:

_____

_____

次の1～2週間以内にこのような状況を経験する確率はどのくらいでしょうか？

□まず確実　　□高い　　□低い　　□とても低い

このような状況を経験したら，依存的使用が始まる確率は？

□まず確実　　□高い　　□低い　　□とても低い

3. 過去の状況＃3:

_____

_____

次の1～2週間以内にこのような状況を経験する確率はどのくらいでしょうか？

□まず確実　　□高い　　□低い　　□とても低い

このような状況を経験したら，依存的使用が始まる確率は？

□まず確実　　□高い　　□低い　　□とても低い

エクササイズ
22－B

←─────────────────────────→

将来におけるリスクの高い状況

方法：再発警告サインや依存的使用につながる可能性のある将来の3つの状況を考えてください。下記に簡単にそれらについて記述してください。

4. 将来の状況＃1：

_____

_____

次の2～6週間以内にこのような状況を経験する確率はどのくらいでしょうか？

□まず確実　　□高い　　□低い　　□とても低い

このような状況を経験したら，依存的使用が始まる確率は？

□まず確実　　□高い　　□低い　　□とても低い

第3部　警告サインをマネジメントする　283

5. 将来の状況＃2:

_____

_____

　次の2〜6週間以内にこのような状況を経験する確率はどのくらいでしょうか？
　□まず確実　　□高い　　□低い　　□とても低い

　このような状況を経験したら，依存的使用が始まる確率は？
　□まず確実　　□高い　　□低い　　□とても低い

6. 将来の状況＃3:

_____

_____

　次の2〜6週間以内にこのような状況を経験する確率はどのくらいでしょうか？
　□まず確実　　□高い　　□低い　　□とても低い

　このような状況を経験したら，依存的使用が始まる確率は？
　□まず確実　　□高い　　□低い　　□とても低い

エクササイズ
22−C

◄──────────────────────────────────►

現在のリスクの高い状況

　方法：再発警告サインや依存的使用につながっている現在の３つの状況を考えてください。下記に簡単にそれらについて記述してください。

7. 現在の状況＃1:

_____

_____

　次の２～６週間以内にこのような状況を経験する確率はどのくらいでしょうか？

　□まず確実　　□高い　　□低い　　□とても低い

　このような状況を経験したら，依存的使用が始まる確率は？

　□まず確実　　□高い　　□低い　　□とても低い

第3部　警告サインをマネジメントする　285

8.　現在の状況＃2：

_____

_____

次の2～6週間以内にこのような状況を経験する確率はどのくらいでしょうか？

□まず確実　　□高い　　□低い　　□とても低い

このような状況を経験したら，依存的使用が始まる確率は？

□まず確実　　□高い　　□低い　　□とても低い

9.　現在の状況＃3：

_____

_____

次の2～6週間以内にこのような状況を経験する確率はどのくらいでしょうか？

□まず確実　　□高い　　□低い　　□とても低い

このような状況を経験したら，依存的使用が始まる確率は？

□まず確実　　□高い　　□低い　　□とても低い

エクササイズ 23

リスクの高い状況のマネジメント
（テレンス・T・ゴースキーによる）

1. **リスクの高い状況3つを見つける**：先ほどのリスクの高い状況リスト（過去，未来，現在）から3つを選び，「リスクの高い行動リスト」所定の欄に書き込んでください。

2. **新たなリスクの低い状況**：右横の欄に，あなたの警告サインを避け，そのサインを引き起こすような考え，感情と行動が起こらないような新たなリスクの低い状況を書いてください。

3. **例**：以下はリストの一例です。

警告サインやそれにつながる思考，感情，行動を引き起こすであろうリスクの高い状況	警告サインや，それにつながる思考，感情，行動を引き起こすのを避けられるほかの状況
1. 飲酒，薬物使用を定期的に，そして多量にしている人たちとの交流	1. AA ミーティングに行き，クリーンの人たちと交流する

第3部　警告サインをマネジメントする　287

警告サインやそれにつながる思考，感情，行動を引き起こすであろうリスクの高い状況	警告サインや，それにつながる思考，感情，行動を引き起こすのを避けられるほかの状況
1.＿＿＿＿＿＿＿＿＿＿ ＿＿＿＿＿＿＿＿＿＿ ＿＿＿＿＿＿＿＿＿＿ ＿＿＿＿＿＿＿＿＿＿	1.＿＿＿＿＿＿＿＿＿＿ ＿＿＿＿＿＿＿＿＿＿ ＿＿＿＿＿＿＿＿＿＿ ＿＿＿＿＿＿＿＿＿＿
2.＿＿＿＿＿＿＿＿＿＿ ＿＿＿＿＿＿＿＿＿＿ ＿＿＿＿＿＿＿＿＿＿ ＿＿＿＿＿＿＿＿＿＿	2.＿＿＿＿＿＿＿＿＿＿ ＿＿＿＿＿＿＿＿＿＿ ＿＿＿＿＿＿＿＿＿＿ ＿＿＿＿＿＿＿＿＿＿
3.＿＿＿＿＿＿＿＿＿＿ ＿＿＿＿＿＿＿＿＿＿ ＿＿＿＿＿＿＿＿＿＿	3.＿＿＿＿＿＿＿＿＿＿ ＿＿＿＿＿＿＿＿＿＿ ＿＿＿＿＿＿＿＿＿＿

> # エクササイズ
> # 24−A
>
> ## 命令と禁止命令を特定する＃1
> （テレンス・T・ゴースキーによる）

1. リスクの高い思考リスト（エクササイズ19）より再発警告サインの
   きっかけになった不合理な思考の最初の1つを書き写してください。

---

2. この非合理的な思考について思い出して，この思考の結果として，し
   なくてはならない行動，した方がよい行動，考えなくてはいけないこ
   と，感じなくてはならないことが何であったか，以下に記述してくだ
   さい。

私は，次のことをしなければならない

---

3. もしもこの思考の結果として，しなくてはならない行動やした方がよ
   い行動をしなかった場合，どんなことが起こると考えられますか？

第3部　警告サインをマネジメントする　289

下に記述してください。

さもなければ……

_____

_____

4. 最初の非合理的な思考をもう一度考えて，この思考の結果として，あなたは何をできないと思い込み，何をしてはならず，何をすべきでない感じるようになったでしょうか？　下に記述してください。

私は次のことをしてはならない

_____

_____

5. この考えがあなたにすべきではない，してはならないといっていることをあなたがした場合，どんな結果が待ち受けていると思っていますか？　下に記述してください。

さもなければ……

_____

_____

6. 命令＃1：質問2と3からの文章を書いてください。

私は次のことをしなければならない

___

___

さもなければ……

___

___

7. 禁止命令：質問4と5からの文章を書いてください。

私は次のことをしてはならない

___

___

さもなければ……

___

___

第3部 警告サインをマネジメントする 291

エクササイズ
24−B

命令と禁止命令を特定する＃2
（テレンス・T・ゴースキーによる）

---

1. リスクの高い思考リスト（エクササイズ19）より再発警告サインの
   きっかけになった不合理な思考の2番目を書き写してください。

_____

_____

2. この非合理的な思考について思い出して，この思考の結果として，し
   なくてはならない行動，した方がよい行動，考えなくてはいけないこ
   と，感じなくてはならないことが何であったか，以下に記述してくだ
   さい。

私は，次のことをしなければならない

_____

_____

3. もしもこの思考の結果として，しなくてはならない行動やした方がよ
   い行動をしなかった場合，どんなことが起こると考えられますか？

下に記述してください。

さもなければ……

_____

4. 2番目の非合理的な思考をもう一度考えて，この思考の結果として，
   あなたは何をできないと信じ，何をしてはならず，何をすべきでない
   と感じるようになったでしょうか？　下に記述してください。

私は次のことをしてはならない

_____

_____

5. この考えがあなたにすべきではない，してはならないといっているこ
   とをあなたがした場合，どんな結果が待ち受けていると信じています
   か？　下に記述してください。

さもなければ……

_____

_____

第3部　警告サインをマネジメントする　293

6.　命令＃2：質問2と3からの文章を書いてください。

私は次のことをしなければならない

_____

_____

さもなければ……

_____

_____

7.　禁止命令：質問4と5からの文章を書いてください。

私は次のことをしてはならない

_____

_____

さもなければ……

_____

_____

エクササイズ
24-C

命令と禁止命令を特定する＃3
（テレンス・T・ゴースキーによる）

1. リスクの高い思考リスト（エクササイズ19）より再発警告サインの
   きっかけになるた不合理な思考の3番目を書き写してください。

_____

_____

2. 非合理的な思考について思い出して，この思考の結果として，しなく
   てはならない行動，した方がよい行動，考えなくてはいけないこと，
   感じなくてはならないことが何であったか，以下に記述してくださ
   い。

私は，次のことをしなければならない

_____

_____

3. もしもこの思考の結果として，しなくてはならない行動やした方がよ
   い行動をしなかった場合，どんなことが起こると考えられますか？

下に記述してください。

さもなければ……

_____

_____

4. 3つ目の非合理的な思考をもう一度考えて，この思考があなたに何ができないと信じさせ，何をしてはならず，何をすべきでないのかと言っていると思いますか？　下に記述してください。

私は次のことをしてはならない

_____

_____

5. この考えがあなたにすべきではない，してはならないといっていることをあなたがした場合，どんな結果が待ち受けていると信じていますか？　下に記述してください。

さもなければ……

_____

_____

6．命令＃3：質問2と3からの文章を書いてください。

私は次のことをしなければならない

さもなければ……

7．禁止命令＃3：質問4と5からの文章を書いてください。

私は次のことをしてはならない

さもなければ……

第3部　警告サインをマネジメントする　297

エクササイズ
24－D

命令と禁止命令へのチャレンジ＃１
（テレンス・T・ゴースキーによる）

---

1. **命令＃１：**あなたの再発警告サインを引き起こす最初の命令を書いて
   ください（エクササイズ24－A, 6 から選択してください）。

私は次のことをしなければならない

_____

_____

さもなければ……

_____

_____

2. **命令にチャンレンジする。**

誰がこれをしなければならないとあなたに教えましたか？

_____

誤りを教えられた可能性があると思いますか？　□はい　□いいえ
説明してください

この命令を守り続けることで得られることは何ですか？

この命令を守り続けることで何が不利になりますか？

この命令を守り続けることで，

起こる可能性のある最高の結果は？

第3部　警告サインをマネジメントする　299

起こる可能性のある最悪の結果は？

一番ありえる結果は？

この命令にチャンレンジし，違ってふるまうとしたら，

起こる可能性のある最高の結果は？

起こる可能性のある最悪の結果は？

一番ありえる結果は？

_____

_____

3. **命令に反対するという選択：**クリーンでいるという反応と依存的な反
　 応を選択できるようにできる命令についてのほかの考えは？

_____

_____

4. **最初の禁止命令：**あなたの再発警告サインを引き起こす最初の禁止命
　 令は？（エクササイズ24−A, 7から選択してください）

私は次のことをしてはならない

_____

_____

さもなければ……

_____

_____

第3部　警告サインをマネジメントする　301

5．禁止命令にチャレンジする。

誰がこれをしてはならないとあなたに教えましたか？

誤りを教えられた可能性があると思いますか？　□はい　□いいえ

説明してください

この禁止命令を続けることで得られることは何ですか？

この禁止命令をやめることで何が不利になりますか？

この禁止命令の通りに行動し続けることで，

起こる可能性のある最高の結果は？

起こる可能性のある最悪の結果は？

一番ありえる結果は？

この禁止命令にチャンレンジし，違うようにふるまうとしたら，

起こる可能性のある最高の結果は？

第3部　警告サインをマネジメントする　303

起こる可能性のある最悪の結果は？

一番ありえる結果は？

6. **禁止命令に対する反対作用の選択**：クリーンでいるという反応と依存
　的な反応を選択できるようになる禁止命令について，ほかの考えは？

エクササイズ
24−E

命令と禁止命令へのチャレンジ＃2
（テレンス・T・ゴースキーによる）

1. **命令＃2**：あなたの再発警告サインを引き起こす最初の命令を書いて
   ください（エクササイズ24−B, 6から選択してください）。

私は次のことをしなければならない

さもなければ……

2. **命令にチャンレンジする。**

誰がこれをしなければならないとあなたに教えましたか？

第3部　警告サインをマネジメントする　305

誤りを教えられた可能性があると思いますか？　□はい　□いいえ
説明してください

_____

_____

この命令を守り続けることで得られることは何ですか？

_____

_____

この命令を守り続けることで何が不利になりますか？

_____

_____

この命令を守り続けることで,

起こる可能性のある最高の結果は？

_____

_____

起こる可能性のある最悪の結果は？

一番ありえる結果は？

この命令にチャレンジし，違ってふるまうとしたら，

起こる可能性のある最高の結果は？

起こる可能性のある最悪の結果は？

一番ありえる結果は？

_____

_____

3. **命令に反対するという選択**：クリーンでいるという反応と依存的な反応を選択できるようになる命令についてのほかの考えは？

_____

_____

4. **最初の禁止命令**：あなたの再発警告サインを引き起こす最初の禁止命令は？（エクササイズ24−B, 7より選択してください）

私は次のことをしてはならない

_____

_____

さもなければ……

_____

_____

5. 禁止命令にチャレンジする。

誰がこれをしてはならないとあなたに教えましたか？

_____

誤りを教えられた可能性があると思いますか？　□はい　□いいえ

説明してください

_____

_____

この禁止命令を続けることで得られることは何ですか？

_____

_____

この禁止命令をやめることで何が不利になりますか？

_____

_____

この禁止命令の通りに行動し続けることで,

第3部　警告サインをマネジメントする　309

起こる可能性のある最高の結果は？

起こる可能性のある最悪の結果は？

一番ありえる結果は？

この禁止命令にチャレンジし，違うようにふるまうとしたら，

起こる可能性のある最高の結果は？

起こる可能性のある最悪の結果は？

_____

_____

一番ありえる結果は？

_____

_____

6. 禁止命令に対する反対作用の選択：クリーンでいるという反応と依存
　的な反応を選択できるようになる禁止命令について，ほかの考えは？

_____

_____

_____

_____

_____

第3部　警告サインをマネジメントする　311

エクササイズ
24−F

命令と禁止命令へのチャレンジ＃3
（テレンス・T・ゴースキーによる）

---

1. **命令＃3**：あなたの再発警告サインを引き起こす最初の命令を書いて
ください（エクササイズ24−C, 6から選択してください）。

私は次のことをしなければならない

さもなければ……

2. **命令にチャンレンジする。**

誰がこれをしなければならないとあなたに教えましたか？

誤りを教えられた可能性があると思いますか？ □はい □いいえ
説明してください

この命令を守り続けることで得られることは何ですか？

この命令を守り続けることで何が不利になりますか？

この命令を守り続けることで，

起こる可能性のある最高の結果は？

第3部　警告サインをマネジメントする　313

起こる可能性のある最悪の結果は？

一番ありえる結果は？

この命令にチャンレンジし，違ってふるまうとしたら，

起こる可能性のある最高の結果は？

起こる可能性のある最悪の結果は？

一番ありえる結果は？

_____

_____

3. **命令に反対するという選択**：クリーンでいるという反応と依存的な反応を選択できるようになる命令についてのほかの考えは？

_____

_____

4. **最初の禁止命令**：あなたの再発警告サインを引き起こす最初の禁止命令は？（エクササイズ24−C, 7より選択してください）

私は次のことをしてはならない

_____

_____

さもなければ……

_____

_____

第3部　警告サインをマネジメントする　315

5. 禁止命令にチャンレンジする。

誰がこれをしてはならないとあなたに教えましたか？

_____

誤りを教えられた可能性があると思いますか？　□はい　□いいえ

説明してください

_____

_____

この禁止命令を続けることで得られることは何ですか？

_____

_____

この禁止命令をやめることで何が不利になりますか？

_____

_____

この禁止命令の通りに行動し続けることで,

起こる可能性のある最高の結果は？

_____

_____

起こる可能性のある最悪の結果は？

_____

_____

一番ありえる結果は？

_____

_____

この禁止命令にチャレンジし，違うようにふるまうとしたら，

起こる可能性のある最高の結果は？

_____

_____

起こる可能性のある最悪の結果は？

_____

_____

一番ありえる結果は？

_____

_____

6. **禁止命令に対する反対作用の選択**：クリーンでいるという反応と依存
   的な反応を選択できるようになる禁止命令について，ほかの考えは？

_____

_____

_____

_____

_____

起こる可能性のある最悪の結果は？

一番ありそうな結果は？

6. 禁止命令に対する反対市民の運動がエスカレートしないような対策に備えて、ほかのスタッフ

第4部
回復プラン

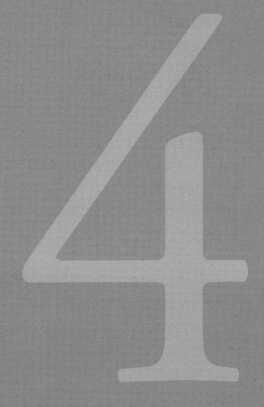

エクササイズ 25

最初の回復プラン

　あなたは回復にとって危機となる警告サインを特定し，対処法を考えてきました。ここからは回復のための取り組みの計画を立てて，警告サインを見つけてそれに対処できるようにしましょう。

　回復とは下りのエスカレータを上るようなものです。じっと立っているようなものではありません。常に再発警告サインを特定し，それらを引き起こす思考や感情，行動を特定できるようにしていなければなりません。意識的に新たな思考，感情，行動を取り入れなければなりません。

　依存的な習慣というものは，人格に深く染み通っているものなので，変えることは難しいのです。毎日の回復への取り組みスケジュールがなければ，昔の思考，感情，行動に戻るような再発をしてしまうでしょう。これは依存を中心とした状況を作り出し，依存的な飲酒や薬物使用に戻ることを意味しています。

　次からのエクササイズによって，まず回復プランを作ることができます。そのプランが危機的警告サインへの対処に確かに有効かを吟味した上で修正して有効性を高め，再発予防に役立つものにしていきます。

最初の回復プラン

方法：あなたの典型的な1週間を考え，次にしたがって完成させてください。

1. 予定した回復への取り組みの日付と時間をいれてください。
2. 2つ目の欄に回復への取り組みについて書いてください。
3. 再発を予防するためにその活動の主な目的を書いてください。

日付	回復への取り組み	再発予防ゴール
月		
火		
水		

日付	回復への取り組み	再発予防ゴール
木		
金		
土		
日		

第4部　回復プラン　323

エクササイズ 26

回復プランの吟味

　方法：最終的な警告サインリストから正しい順番で再発警告サインのタイトルを書き写してください。それぞれのタイトルの下にこれが危機的な警告サインかどうかを尋ねる項目があります。その横の欄にその警告サインを特定し，マネジメントできるようなすべての回復への取り組みを回復プランから書き出してください。その警告サインを特定し，マネジメントできるような直接的な回復への取り組みのみを書くようにしてください（例：AAへの出席は，「妻との口論！」という警告サインを特定し，マネジメントするものではありえません）。

再発警告サイン
（カードからタイトルを
写してください）

回復への取り組み
（それぞれの警告サインを特に説明し
ている回復への取り組みを回復プラン
の中から写してください）

■ 1.

_____

_____

危機的な警告サインですか？

□はい　　□いいえ

_____

■ 2.

危機的な警告サインですか？
□はい　　□いいえ

■ 3.

危機的な警告サインですか？
□はい　　□いいえ

■ 4.

危機的な警告サインですか？
□はい　　□いいえ

■ 5.

_____

危機的な警告サインですか？
□はい　　□いいえ

■ 6.

_____

危機的な警告サインですか？
□はい　　□いいえ

■ 7.

_____

危機的な警告サインですか？
□はい　　□いいえ

■8.

危機的な警告サインですか？

□はい　　□いいえ

■9.

危機的な警告サインですか？

□はい　　□いいえ

■10.

危機的な警告サインですか？

□はい　　□いいえ

■ 11.

_____

危機的な警告サインですか？
□はい　　□いいえ

_____

_____

■ 12.

_____

_____

危機的な警告サインですか？
□はい　　□いいえ

_____

■ 13.

_____

_____

危機的な警告サインですか？
□はい　　□いいえ

_____

_____

■14.

危機的な警告サインですか？

□はい　　□いいえ

■15.

危機的な警告サインですか？

□はい　　□いいえ

■16.

危機的な警告サインですか？

□はい　　□いいえ

第 4 部　回復プラン　329

エクササイズ 27

回復プランにおける問題点を特定する

方法：

1. エクササイズ26「回復プランの吟味」を見直してください。

2. 対処できるような回復への取り組み方法が見当たらない警告サインを選んでください。

   A. 緊急的なマネジメント法のない危機的警告サインを特定してください。

   B. マネジメント法のない，それ以外の警告サインを特定してください。

3. 重要な順に左側の欄にこれらの警告サインのタイトルを挙げてください。

4. 右側の欄に，なぜそれぞれの警告サインにマネジメント法がないのかを書いてください。

5. それについて考えた後，それぞれの警告サインに対する回復への取り組みを築いた方がいいかどうか自問してください。「回復プランは必要ですか？」の質問の後の「はい，いいえ」をチェックしてください。

回復への取り組みなしの警告サイン （エクササイズ 26 より写してください）	これらの警告サインに回復への取り組みが 1 つもない理由を書いてください。 （それぞれの警告サインを特に説明している回復への取り組みを回復プランの中から写してください）

■ 1.

_____   _____

危機的な警告サインですか？   _____

□はい   □いいえ

_____

回復プランは必要ですか？

□はい   □いいえ

■ 2.

_____   _____

危機的な警告サインですか？   _____

□はい   □いいえ

_____

回復プランは必要ですか？

□はい   □いいえ

第 4 部　回復プラン　331

■ 3.

＿＿＿＿＿＿＿＿＿＿＿＿＿＿＿

＿＿＿＿＿＿＿＿＿＿＿＿＿＿＿

危機的な警告サインですか？

□はい　　□いいえ

＿＿＿＿＿＿＿＿＿＿＿＿＿＿＿

回復プランは必要ですか？

□はい　□いいえ

■ 4.

＿＿＿＿＿＿＿＿＿＿＿＿＿＿＿

＿＿＿＿＿＿＿＿＿＿＿＿＿＿＿

危機的な警告サインですか？

□はい　　□いいえ

＿＿＿＿＿＿＿＿＿＿＿＿＿＿＿

回復プランは必要ですか？

□はい　□いいえ

■ 5.

＿＿＿＿＿＿＿＿＿＿＿＿＿＿＿

＿＿＿＿＿＿＿＿＿＿＿＿＿＿＿

危機的な警告サインですか？

□はい　　□いいえ

＿＿＿＿＿＿＿＿＿＿＿＿＿＿＿

回復プランは必要ですか？

□はい　□いいえ

■6.

_____

危機的な警告サインですか？
□はい　　□いいえ

回復プランは必要ですか？
□はい　□いいえ

■7.

_____

危機的な警告サインですか？
□はい　　□いいえ

回復プランは必要ですか？
□はい　□いいえ

■8.

_____

危機的な警告サインですか？
□はい　　□いいえ

回復プランは必要ですか？
□はい　□いいえ

第 4 部　回復プラン　333

■ 9.

_____

_____

危機的な警告サインですか？

□はい　　□いいえ

_____

回復プランは必要ですか？

□はい　□いいえ

■ 10.

_____

_____

危機的な警告サインですか？

□はい　　□いいえ

_____

回復プランは必要ですか？

□はい　□いいえ

■ 11.

_____

_____

危機的な警告サインですか？

□はい　　□いいえ

_____

回復プランは必要ですか？

□はい　□いいえ

■ 12.

_____

危機的な警告サインですか？

□はい　　□いいえ

回復プランは必要ですか？

□はい　□いいえ

■ 13.

_____

危機的な警告サインですか？

□はい　　□いいえ

回復プランは必要ですか？

□はい　□いいえ

■ 14.

_____

危機的な警告サインですか？

□はい　　□いいえ

回復プランは必要ですか？

□はい　□いいえ

第 4 部　回復プラン　335

■ 15.

_____

_____

危機的な警告サインですか？

□はい　　□いいえ

_____

回復プランは必要ですか？

□はい　□いいえ

エクササイズ 28

最終の回復プランワークシート

方法：次にしたがって新しい最終的回復プランを完成させてください。

1. 予定した回復への取り組みの日付と時間をいれてください。

2. 2つ目の欄に回復への取り組みについて書いてください。

3. 再発を予防するためにその活動の主な目的を書いてください。

日付	回復への取り組み	再発予防ゴール
月		
火		

第 4 部　回復プラン　337

日付	回復への取り組み	再発予防ゴール
水		
木		
金		
土		
日		

エクササイズ
29

毎日のチェックリスト
（テレンス・ゴースキーによる）

方法：再発を予防できるようになる最初のステップは，自分の再発警告サインを明確にし，マネジメント法を検討し，それらサインを特定してマネジメントできるようにすることです。規則的にチェックリストをチェックすることは，再発予防のプログラムにとって非常に重要です。警告サインはほとんど無意識に起こります。つまり警告サインが始まっていてもそれに気づかないことがありうるのです。日々のチェックリストを活用すれば，警告サインが起こるたびにそれらに気づき，警告サインへのマネジメントを意識的に行うことができるようになります。

　最も効果的なチェックリスト利用法は，毎朝計画を立て，毎晩それらを見直すことです。毎朝チェックリストを計画することで，毎日，回復への取り組みが予定されているかを確認でき，あらゆる再発警告サインについても注意しながら1日を過ごすことができます。夕方まとめることでその日の活動を見直し，回復プログラムに問題がなかったかどうか，また警告サインが現れたかをチェックできます。必要ならば前向きの対策をとることができます。

　次の用紙を，朝夕のチェックの際に記入することをおすすめします。用紙をコピーして毎日使ってください。

第4部 回復プラン 339

エクササイズ
29-A

毎日のプランガイド

日付＿＿＿＿＿＿＿＿　　時間＿＿＿＿＿＿＿＿

今日の主なゴール

□ 1. ＿＿＿＿＿＿＿＿＿＿＿＿＿＿＿＿＿＿＿＿＿＿＿＿＿＿

□ 2. ＿＿＿＿＿＿＿＿＿＿＿＿＿＿＿＿＿＿＿＿＿＿＿＿＿＿

□ 3. ＿＿＿＿＿＿＿＿＿＿＿＿＿＿＿＿＿＿＿＿＿＿＿＿＿＿

□ 4. ＿＿＿＿＿＿＿＿＿＿＿＿＿＿＿＿＿＿＿＿＿＿＿＿＿＿

□ 5. ＿＿＿＿＿＿＿＿＿＿＿＿＿＿＿＿＿＿＿＿＿＿＿＿＿＿

回復においてやること

□ 1. ＿＿＿＿＿＿＿＿＿＿＿＿＿＿＿＿＿＿＿＿＿＿＿＿＿＿

□ 2. ＿＿＿＿＿＿＿＿＿＿＿＿＿＿＿＿＿＿＿＿＿＿＿＿＿＿

□ 3. ＿＿＿＿＿＿＿＿＿＿＿＿＿＿＿＿＿＿＿＿＿＿＿＿＿＿

□ 4. ＿＿＿＿＿＿＿＿＿＿＿＿＿＿＿＿＿＿＿＿＿＿＿＿＿＿

□ 5. ＿＿＿＿＿＿＿＿＿＿＿＿＿＿＿＿＿＿＿＿＿＿＿＿＿＿

日常の仕事

☐ 1. _____

☐ 2. _____

☐ 3. _____

☐ 4. _____

☐ 5. _____

☐ 6. _____

☐ 7. _____

☐ 8. _____

☐ 9. _____

☐ 10. _____

日常のタイムスケジュール

AM
6:00〜 7:00 _____

7:00〜 8:00 _____

8:00〜 9:00 _____

9:00〜10:00 _____

10:00〜11:00 _____

11:00〜12:00 _____
PM
12:00〜 1:00 _____

1:00〜 2:00 _____

2:00〜 3:00 _____

3:00〜 4:00 _____

4:00〜 5:00 _____

5:00〜 6:00 _____

夕方 _____

_____

_____

メ モ

_____

エクササイズ
29−B

夕方の見直し表

日付＿＿＿＿＿＿＿＿＿　　　時間＿＿＿＿＿＿＿＿＿

1. 個人的，職業的進歩：

個人的，職業的なゴールに向けて前進しましたか？

□はい　　　□いいえ　　　□わからない

この進歩についてどう感じますか？

_____

2. 個人的，職業的に不足している点：

個人的，職業的なゴールに向けて進む中で何か問題にぶつかりましたか？

□はい　　　□いいえ　　　□わからない

これらの問題についてどう感じますか？

_____

第4部　回復プラン　343

3. 活発な警告サイン：

過度なストレスや再発の警告サインを経験しましたか？

□はい　　□いいえ　　□わからない

これらの警告サインについてどう感じますか？

_____

4. 誰かに助けを求める必要なあるかどうかの決断：

今日の出来事について誰かに話す必要がありますか？

□はい　　□いいえ　　□わからない

今日経験した問題や警告サインを対処するために外部の助けを必要と
しますか？

□はい　　□いいえ　　□わからない

外部の助けを求めると考えたときに何を感じますか？

_____

エクササイズ
30

← →

基本的な回復プログラムへの取り組み方

方法：次の質問はあなたの現在の回復を支援するために作られたものです。18の鍵となる回復ポイントがあります。それぞれのポイントは3つの質問で作られています。できるだけ正直に回答してください。

1. 専門的カウンセリングについて：

A. 必要性について：将来の再発を避けるために定期的なグループや個人カウンセリングに出席する必要がどのくらいあると信じていますか？
　　□とても強く思う　　□とても強くは思わない
　　□強く思う　　　　　□強くは思わない

B. 障害：どんな障害が定期的なグループや個人カウンセリングに出席するのを妨げているでしょうか？

_____

_____

C. 可能性：：将来において定期的なグループや個人カウンセリング

に出席する可能性がどのくらいありますか？
□とても高い　　　□あまり高くない
□まあまあ高い　　□まったくありえない

2. 自助グループ：

A. 必要性について：将来の再発を避けるために自助グループに出席する必要がどのくらいあると信じていますか？
□とても強く思う　　□とても強くは思わない
□強く思う　　　　　□強くは思わない

B. 障害：どんな障害が自助グループに出席するのを妨害しているでしょうか？

_____

_____

C. 可能性：将来において定期的な自助グループに出席する可能性がどのくらいありますか？
□とてもありえる　　□そんなにありえない
□まあまあありえる　□まったくありえない

3. スポンサーシップ：

A. 将来の再発を避けるためにスポンサーシップの必要性はどのくらいあると思いますか？

□とても強く思う　　□とても強くは思わない
　　　□強く思う　　　　　□強くは思わない

　B.　障害：どんな障害がスポンサーシップを得たり利用したりするの
　　　を妨げているでしょうか？

　　　_____

　　　_____

　C.　可能性：将来において定期的に話せるスポンサーをもつ可能性は
　　　どのくらいありますか？
　　　□とても高い　　　□あまり高くない
　　　□まあまあ高い　　□まったくありえない

4. ステップワーク（訳注：AAなど自助グループで使われる『12ステップ・プログラム』に関する治療的なワーク）：

　A.　将来の再発を避けるためにステップワークの必要性はどのくらい
　　　あると信じていますか？
　　　□とても強く思う　　□とても強くは思わない
　　　□強く思う　　　　　□強くは思わない

　B.　障害：どんな障害がステップワークを妨げているでしょうか？

　　　_____

第 4 部　回復プラン　347

C. 可能性：将来においてステップワークを利用する可能性はどのくらいありますか？
□とても高い　　　□あまり高くない
□まあまあ高い　　□まったくありえない

5. **食事のプラン：**
A. 将来の再発を避けるための食事プランの必要性はどのくらいあると感じますか？
□とても強く思う　　□とても強くは思わない
□強く思う　　　　　□強くは思わない

B. 障害：どんな障害が食事プランを妨げているでしょうか？

_____

_____

C. 可能性：将来において１日に３回のバランスのとれた食事をする可能性はどのくらいありますか？
□とても高い　　　□あまり高くない
□まあまあ高い　　□まったくありえない

6. **砂糖を避ける：**
A. 将来の再発を避けるために砂糖を避ける必要性はどのくらいあると信じていますか？

□とても強く思う　　□とても強くは思わない
　　□強く思う　　　　　□強くは思わない

B. 障害：どんな障害が砂糖を避けるのを妨げているでしょうか？

_____

_____

C. 可能性：将来において糖分の高い食べ物を避ける可能性はどのく
らいありますか？
　　□とても高い　　　　□あまり高くない
　　□まあまあ高い　　　□まったくありえない

7. カフェインを避ける：

A. 将来の再発を避けるためにカフェインを避ける必要性はどのくら
いあると信じていますか？
　　□とても強く思う　　□とても強くは思わない
　　□強く思う　　　　　□強くは思わない

B. 障害：どんな障害がカフェインを避けるのを妨げているでしょう
か？

_____

_____

第 4 部　回復プラン　349

C. 可能性：将来においてカフェインを含む飲み物を避ける可能性は
どのくらいありますか？

□とても高い　　　□あまり高くない

□まあまあ高い　　□まったくありえない

8. ニコチンを避ける：

A. 将来の再発を避けるためにニコチンを避ける必要性はどのくらい
あると信じていますか？

□とても強く思う　　□とても強くは思わない

□強く思う　　　　　□強くは思わない

B. 障害：どんな障害がニコチンを避けるのを妨げているでしょうか？

_____

_____

C. 可能性：将来においてニコチン（タバコ，シガー，煙の出ないタ
バコを含む）の使用を避ける可能性はどのくらいありますか？

□とても高い　　　□あまり高くない

□まあまあ高い　　□まったくありえない

9. 定期的な運動：

A. 将来の再発を避けるために定期的な運動する必要性はどのくらい
あると信じていますか？

□とても強く思う　　□とても強くは思わない

□強く思う　　　　　□強くは思わない

B. 障害：どんな障害が定期的に運動するのを妨げているでしょうか？

_____

_____

C. 可能性：将来において最低1週間に3回，20 〜 30分運動（激しく呼吸し，汗をかき始めるくらい精力的なやり方で）する可能性はどのくらいありますか？

□とても高い　　　□あまり高くない

□まあまあ高い　　□まったくありえない

10. リラグゼーションエクササイズ：

A. 将来の再発を避けるためにリラグゼーションエクササイズをする必要性はどのくらいあると信じていますか？

□とても強く思う　　□とても強くは思わない

□強く思う　　　　　□強くは思わない

B. 障害：どんな障害がリラグゼーションエクササイズするのを妨害しているでしょうか？

第 4 部　回復プラン　351

C. 可能性：将来においてリラックスするためにリラグゼーションテクニックを利用する可能性はどのくらいありますか？

　□とても高い　　　□あまり高くない

　□まあまあ高い　　□まったくありえない

11．祈りと瞑想：

A. 将来の再発を避けるために祈りと瞑想をする必要性はどのくらいあると信じていますか？

　□とても強く思う　　□とても強くは思わない

　□強く思う　　　　　□強くは思わない

B. 障害：どんな障害が祈りと瞑想するのを妨げているでしょうか？

_____

_____

C. 可能性：将来において回復のために祈りと瞑想を使う可能性はどのくらいありますか？

　□とても高い　　　□あまり高くない

　□まあまあ高い　　□まったくありえない

12．人と話す：

A. 将来の再発を避けるために人と話をする必要性はどのくらいあると信じていますか？

□とても強く思う　　□とても強くは思わない
□強く思う　　　　　□強くは思わない

B. 障害：どんな障害が人と話をするのを妨げているでしょうか？

_____

_____

C. 可能性：将来において再発を避けるためにあなたの人生について
話をしたり，フィードバックを求めたりする可能性はどのくらい
ありますか？
□とても高い　　　　□あまり高くない
□まあまあ高い　　　□まったくありえない

13. 迅速な問題解決：

A. 将来の再発を避けるために迅速な問題解決する必要性はどのくら
いあると信じていますか？
□とても強く思う　　□とても強くは思わない
□強く思う　　　　　□強くは思わない

B. 障害：どんな障害が迅速な問題解決を妨げているでしょうか？

_____

_____

C. 可能性：将来において迅速な問題解決を試みる可能性はどのくら
いありますか？
□とても高い　　　□あまり高くない
□まあまあ高い　　□まったくありえない

14. レクリエーション活動：

A. 将来の再発を避けるためにレクリエーション活動の必要性はどの
くらいあると信じていますか？
□とても強く思う　　□とても強くは思わない
□強く思う　　　　　□強くは思わない

B. 障害：どんな障害がレクリエーション活動に参加するのを妨げて
いるでしょうか？

_____

_____

C. 可能性：将来においてレクリエーション活動のための予定を立て
る可能性はどのくらいありますか？
□とても高い　　　□あまり高くない
□まあまあ高い　　□まったくありえない

15. 家族との活動：

A. 将来の再発を避けるために家族との活動の必要性はどのくらいあ

ると信じていますか？

□とても強く思う　　□とても強くは思わない

□強く思う　　　　　□強くは思わない

B. 障害：どんな障害が家族との活動に参加するのを妨げているでしょうか？

_____

_____

C. 可能性：：将来において家族との活動のための予定を立てる可能性はどのくらいありますか？

□とても高い　　　□あまり高くない

□まあまあ高い　　□まったくありえない

16. 友人たちとの時間：

A. 将来の再発を避けるために友人たちとの時間を設ける必要性はどのくらいあると信じていますか？

□とても強く思う　　□とても強くは思わない

□強く思う　　　　　□強くは思わない

B. 障害：どんな障害が友人たちと過ごすのを妨害しているでしょうか？

_____

第4部　回復プラン　355

C. 可能性：：将来において友人たちと過ごす時間を予定する可能性はどのくらいありますか？
　　□とても高い　　　□あまり高くない
　　□まあまあ高い　　□まったくありえない

17. 無理のない仕事のスケジュール：

A. 将来の再発を避けるために無理のない仕事のスケジュールを立てる必要性はどのくらいあると信じていますか？
　　□とても強く思う　　□とても強くは思わない
　　□強く思う　　　　　□強くは思わない

B. 障害：どんな障害が無理のないスケジュールを立てるのを妨げているでしょうか？

_____

_____

C. 可能性：将来においてレクリエーションまたは回復への取り組みを妨げない定期的なスケジュールに取り組む可能性はどのくらいありますか？
　　□とても高い　　　□あまり高くない
　　□まあまあ高い　　□まったくありえない

18. 静かな時間：

A. 将来の再発を避けるために静かな時間をもつ必要性はどのくらい
   あると信じていますか？
   □とても強く思う　　□とても強くは思わない
   □強く思う　　　　　□強くは思わない

B. 障害：どんな障害が静かな時間をもつのを妨げているでしょうか？

_____

_____

C. 可能性：将来において，あなたの回復について考えたり計画した
   りするための静かな時間をもつ可能性はどのくらいありますか？
   □とても高い　　　　□あまり高くない
   □まあまあ高い　　　□まったくありえない

第 4 部　回復プラン　357

エクササイズ
30－A

回復ゴールワークシート

1．個人的ゴール：再発を避けるために，変える必要がある自分の性格を3つ挙げてください。

(A) _____

_____

(B) _____

_____

(C) _____

_____

2．職業上のゴール：再発を避けるために，解決を必要とする主な仕事と関連した問題を3つ特定してください。

(A) _____

(B) _____

_____

(C) _____

_____

3. 家族上のゴール：再発を避けるために解決を必要とする主な３つの家族の問題を特定してください。

(A) _____

_____

(B) _____

_____

(C) _____

_____

第 4 部　回復プラン　359

4. 社会上のゴール：再発を避けるために解決を必要とする主な 3 つの社会上の問題を特定してください。

(A) _____

_____

(B) _____

_____

(C) _____

_____

5. 12 ステップ上のゴール：12 ステップに取り組む上で，再発を避けるために解決を必要とする 3 つの主な問題を特定してください。

(A) _____

_____

(B) _____

_____

4. 社会上のゴール：普及を進げるために解決を必要とする主な 3 つの社会上の問題を論述しておくこと。

(C)_____

_____(A)

_____(B)

_____(C)

5. 12 ステップ上のゴール：12 ステップに取り組むして、再度を確切な ため に解決を必要とする 3 つの主な問題を科定しておくこと。

_____(A)

_____(B)

第 4 部　回復プラン　361

エクササイズ
31

週間計画ガイド

方法：このガイドは少なくとも 4 週間の定期的回復プログラムを計画する手伝いをするために作られています。前もってあなたの計画を立てるためにそれぞれの週の回復への取り組みを書き込んでください。

週間計画ガイド

	月	火	水
7-8 AM			
8-9 AM			
9-10 AM			
10-11 AM			
11-12 AM			
12-1 PM			
1-2 PM			
2-3 PM			
3-4 PM			
4-5 PM			
5-6 PM			
夕方			

第 4 部　回復プラン　363

名前：＿＿＿＿＿＿＿＿＿＿＿＿＿＿

始まりの週：＿＿＿＿＿＿＿＿＿＿＿

木	金	土	日

週間計画ガイド

日	月	火	水
7-8 AM			
8-9 AM			
9-10 AM			
10-11 AM			
11-12 AM			
12-1 PM			
1-2 PM			
2-3 PM			
3-4 PM			
4-5 PM			
5-6 PM			
夕方			

第 4 部　回復プラン　365

名前：＿＿＿＿＿＿＿＿＿＿＿＿＿＿

始まりの週：＿＿＿＿＿＿＿＿＿＿

木	金	土	日

週間計画ガイド

日	月	火	水
7-8 AM			
8-9 AM			
9-10 AM			
10-11 AM			
11-12 AM			
12-1 PM			
1-2 PM			
2-3 PM			
3-4 PM			
4-5 PM			
5-6 PM			
夕方			

名前：＿＿＿＿＿＿＿＿＿＿＿＿＿

始まりの週：＿＿＿＿＿＿＿＿＿＿＿

木	金	土	日

週間計画ガイド

	月	火	水
7-8 AM			
8-9 AM			
9-10 AM			
10-11 AM			
11-12 AM			
12-1 PM			
1-2 PM			
2-3 PM			
3-4 PM			
4-5 PM			
5-6 PM			
夕方			

名前：＿＿＿＿＿＿＿＿＿＿＿＿＿＿＿

始まりの週：＿＿＿＿＿＿＿＿＿＿＿

木	金	土	日

週間計画ガイド

日	月	火	水
7-8 AM			
8-9 AM			
9-10 AM			
10-11 AM			
11-12 AM			
12-1 PM			
1-2 PM			
2-3 PM			
3-4 PM			
4-5 PM			
5-6 PM			
夕方			

第 4 部　回復プラン　371

名前：_____

始まりの週：_____

木	金	土	日

再発予防ネットワークをつくりあげる方法
（テレンス・T・ゴースキーによる）

　再発予防計画はあなたがソブラエティを維持することを支援してくれる家族，友人，12 ステップの仲間たちで作り上げるのが最も効果的です。これらの人々はあなたの回復プランや計画や再発警告サインを理解するように関わってくれます。彼・彼女たちはまた，あなたが回復に向けて努力していることを応援してくれ，警告サインや依存的使用に対して再発に至ることがないように直面することを支援してくれるでしょう。

　再発予防ネットワークのメンバーを注意深く選ぶことが重要です。すべての人が協力したいわけでも，また協力したいと願う人たちすべてがあなたのサポートになるとも限りません。

　次のような人々を選択してください。

・自分自身がソブラエティの生活をしており，しっかりとした回復プログラムをもっている人，または飲酒や薬物に問題がまったくなかった人

・薬物やアルコール依存に対する知識をもつ人，または病気と回復について学ぼうとする意欲のある人

・断薬におけるあなたのニーズに関して支援的な人

・あなたの回復計画の一部として再発予防プランを支援してくれる人

次のような人たちは**選ぶべきではありません**。

・薬物依存症であり，現在飲酒，薬物を使用している人（依存していることを否認している大酒飲みや，違法薬物を使用している人も含みます）

第4部　回復プラン　373

- ・薬物依存が病気であることを知らない，またはそれについて学ぶ意欲のない人
- ・あなたの断薬におけるニーズに支援的でない人
- ・あなたの回復計画の一部として再発予防計画を支援してくれない人

　あなたの再発予防ネットワークのメンバーたちは，あなたの回復を支援するだけでなく，メンバー自身が個人的な回復のプログラムを実践する意欲がなければなりません。あなたの依存症は，あなたのまわりのすべての人たちに影響を及ぼしたことを思い出してください。ほとんど例外はありません。あなたの過去の再発によって家族のメンバー，親しい個人的友人，雇用者，AA の仲間たちはおそらくダメージを受けているはずです。あなたの再発予防ネットワークへの彼・彼女たちの協力は，彼・彼女たちが再発につながる障害を克服することについて理解するように協力してくれるなら，彼・彼女たち自身を救うことにもなります。

　再発予防ネットワークへの参加はとても大変なものです。友人や家族がそれぞれの回復プログラムに取り組んでいなければ，あなたの再発予防ネットワークに協力を頼むのは良い考えではありません。彼・彼女たちがそれぞれの共依存に関する問題を解決するまではあなたを支援することがよいとはいえないでしょう。彼・彼女たちがそれぞれの回復プログラムを実践していなければあなたを支援することで共依存が進行するかもしれません。共依存の人たちは依存症者をコントロールするのが大好きであり，「回復させる」ことが大好きであることを忘れてはなりません。これら共依存の人たちが慢性的な再発プロセスを食い止めることはできません。

　アラノン（訳注：アルコール依存の問題をもつ人の家族と友人の自助グループ）のメンバーの中には再発予防ネットワークの一員として招かれる

ことに懸念を示す人たちもいます。彼・彼女らはそういった協力はアラノンの回復プログラムを侵害するものと感じてしまっていることがありますが，これは正しくありません。依存的病気の症状から離れることがアラノンの大きな部分ではありますが，離れることは見放すことではありません。

　もしあなたが再発すれば，あなたが大切に思っている人はその状況に対処しなければなりません。行動計画をあなたと一緒に取り組むことによって，アラノンメンバーは，再発の結果から彼・彼女たち自身やほかの人たちを守るための必要なステップを実践しつつ，愛をもって切り離すことができるのです。彼・彼女たちはコントロールしたり，無理強いせず，あなたが治療につながるよう励ます方法も学びます。共依存者はあなたの再発警告サインに対し，正直で正確なフィードバックを提供してくれ，自分たちのアラノンの回復プログラムを侵さずに薬物依存症者が治療につながるように迅速で効果的な行動を取ることができます。

　あなたの再発予防プランに大切な人たちに関わってもらう目的は，あなたの警告サインに対して効果のないコミュニケーションの方法を理解し，それを変えてもらうことです。よく起こるのは，まずあなたが何らかの警告サインを経験し，それによって行動化を始めると，あなたの周辺の人が，警告サインに反応し，さらに次の警告サインのきっかけを作ります。あなたが新たな警告サインによって行動化を繰り返すほど，彼・彼女たちはさらにあなたを再発に追い込むような反応をします。この悪循環を止めるには，あなた自身が責任を果たしてこのコミュニケーションのパターンを変え，警告サインから行動化している時の自分にどう対処するのが良いのかをオープンにその人と話しておくことが必要なのです。

　再発予防ネットワークを作るには6つのステップがあります。

ステップ1：誰に協力を頼みたいかを決め，「**大切な人リスト**」に名前を書き込みます。

ステップ2：それぞれの人の「**大切な人のチェックリスト**」を作り，適任であるかどうかを決めます。

ステップ3：「**大切な人ワークシート**」を完成させます。

ステップ4：それぞれの人に個々に会います。あなたの「**最終警告サインリスト**」と「**大切な人ワークシート**」をもっていきましょう。彼・彼女たちに，あなたが再発上の問題を話し合いたいということと，将来あなたをサポートしてくれるかどうか尋ねます。

ステップ5：その人と「**最終警告サインリスト**」を読み返し，フィードバックと反応を求めます。

ステップ6：彼・彼女と「**大切な人ワークシート**」上のそれぞれの質問に対する答えについて話し合います。

ステップ7：あなたの再発予防ネットワークにおけるすべてのメンバーに連続して会うように予定を立て，回復の進行，問題について話し合ってください。

エクササイズ
32

大切な人リスト
(テレンス・T・ゴースキーによる, 1985)

方法:あなたの再発予防ネットワークに取り入れたい(協力を頼みたい)人をリストアップし,あなたとの関係とその理由について書いてください。

人物#1: ＿＿＿＿＿＿＿＿＿＿＿＿＿＿ 関係 ＿＿＿＿＿＿＿＿＿＿＿

なぜこの人に協力を頼みたいのですか?

＿＿＿＿＿＿＿＿＿＿＿＿＿＿＿＿＿＿＿＿＿＿＿＿＿＿＿＿＿＿＿＿＿＿＿＿＿

＿＿＿＿＿＿＿＿＿＿＿＿＿＿＿＿＿＿＿＿＿＿＿＿＿＿＿＿＿＿＿＿＿＿＿＿＿

人物#2: ＿＿＿＿＿＿＿＿＿＿＿＿＿＿ 関係 ＿＿＿＿＿＿＿＿＿＿＿

なぜこの人に協力を頼みたいのですか?

＿＿＿＿＿＿＿＿＿＿＿＿＿＿＿＿＿＿＿＿＿＿＿＿＿＿＿＿＿＿＿＿＿＿＿＿＿

＿＿＿＿＿＿＿＿＿＿＿＿＿＿＿＿＿＿＿＿＿＿＿＿＿＿＿＿＿＿＿＿＿＿＿＿＿

人物＃3： _____ 関係 _____

なぜこの人に協力を頼みたいのですか？

_____

_____

人物＃4： _____ 関係 _____

なぜこの人に協力を頼みたいのですか？

_____

_____

人物＃5： _____ 関係 _____

なぜこの人に協力を頼みたいのですか？

_____

_____

エクササイズ
33－A

大切な人の評価用紙 #1
(テレンス・T・ゴースキーによる, 1985)

方法：あなたの「大切な人リスト」上のそれぞれの人たちがあなたの再発予防ネットワークの適任者であるかどうか，以下の質問に答えてください。

人物 # 1: _____ 関係 _____

その人は……

1. 薬物依存は病気であると信じていますか？　　　　□はい　　□いいえ

2. あなたがアルコールやその他の気分を変化させる薬物をやめるための努力をサポートしていますか？　　　　□はい　　□いいえ

3. あなたの再発予防プランを回復プログラムの一環としてサポートしていますか？　　　　□はい　　□いいえ

4. アルコールや気分を変化させる薬物を大量に，または定期的に使用していますか？　　　　□はい　　□いいえ

5. 個人的な薬物依存症の回復プログラムに参加していますか？
　　　　□はい　　□いいえ

第 4 部　回復プラン　379

6. 個人的な共依存の回復プログラムに参加していますか？

□はい　　□いいえ

7. あなたのスポンサーやカウンセラーにこの人に協力を頼む可能性を話しましたか？　　　　　　　　　　　□はい　　□いいえ

彼・彼女たちのコメントをまとめて書いてください。

_____

_____

_____

8. あなたの再発予防ネットワークの協力者としてこの人は適切ですか？

□はい　　□いいえ

なぜですか？

_____

_____

_____

エクササイズ
33－B

大切な人の評価用紙＃2
（テレンス・T・ゴースキーによる，1985）

方法：あなたの「大切な人リスト」上のそれぞれの人たちがあなたの再発予防ネットワークの適任者であるかどうか，以下の質問に答えてください。

人物＃2： ＿＿＿＿＿＿＿＿＿＿＿＿＿　　関係 ＿＿＿＿＿＿＿＿＿＿＿

その人は……

1. 薬物依存は病気であると信じていますか？　　　□はい　　□いいえ

2. あなたがアルコールやその他の気分を変化させる薬物をやめるための努力をサポートしていますか？　　　□はい　　□いいえ

3. あなたの再発予防プランを回復プログラムの一環としてサポートしていますか？　　　□はい　　□いいえ

4. アルコールや気分を変化させる薬物を大量に，または定期的に使用していますか？　　　□はい　　□いいえ

5. 個人的な薬物依存症の回復プログラムに参加していますか？
　　　□はい　　□いいえ

6. 個人的な共依存の回復プログラムに参加していますか？

□はい　　□いいえ

7. あなたのスポンサーやカウンセラーにこの人に協力を頼む可能性を話しましたか？　　　　　　　　　　　　□はい　　□いいえ

彼・彼女たちのコメントをまとめて書いてください。

_____

_____

_____

8. あなたの再発予防ネットワークの協力者としてこの人は適切ですか？

□はい　　　□いいえ

なぜですか？

_____

_____

_____

エクササイズ
33−C

大切な人の評価用紙＃3
（テレンス・T・ゴースキーによる，1985）

方法：あなたの「大切な人リスト」上のそれぞれの人たちがあなたの再発予防ネットワークの適任者であるかどうか，以下の質問に答えてください。

人物＃3：_____   関係_____

その人は……

1. 薬物依存は病気であると信じていますか？　　　　□はい　　□いいえ

2. あなたがアルコールやその他の気分を変化させる薬物をやめるための努力をサポートしていますか？　　　　　　　　□はい　　□いいえ

3. あなたの再発予防プランを回復プログラムの一環としてサポートしていますか？　　　　　　　　　　　　　　　　□はい　　□いいえ

4. アルコールや気分を変化させる薬物を大量に，または定期的に使用していますか？　　　　　　　　　　　　　　　□はい　　□いいえ

5. 個人的な薬物依存症の回復プログラムに参加していますか？

　　　　　　　　　　　　　　　　　　　　　　　□はい　　□いいえ

6. 個人的な共依存の回復プログラムに参加していますか？

□はい　　□いいえ

7. あなたのスポンサーやカウンセラーにこの人に協力を頼む可能性を話しましたか？

□はい　　□いいえ

彼・彼女たちのコメントをまとめて書いてください。

_____

_____

_____

8. あなたの再発予防ネットワークの協力者としてこの人は適切ですか？

□はい　　□いいえ

なぜですか？

_____

_____

_____

エクササイズ
33－D

←——————————————————————→

大切な人の評価用紙＃4
（テレンス・T・ゴースキーによる，1985）

方法：あなたの「大切な人リスト」上のそれぞれの人たちがあなたの再発予防ネットワークの適任者であるかどうか，以下の質問に答えてください。

人物＃4：＿＿＿＿＿＿＿＿＿＿＿＿＿　　　関係＿＿＿＿＿＿＿＿＿＿＿

その人は……

1. 薬物依存は病気であると信じていますか？　　　□はい　　□いいえ

2. あなたがアルコールやその他の気分を変化させる薬物をやめるための努力をサポートしていますか？　　　□はい　　□いいえ

3. あなたの再発予防プランを回復プログラムの一環としてサポートしていますか？　　　□はい　　□いいえ

4. アルコールや気分を変化させる薬物を大量に，または定期的に使用していますか？　　　□はい　　□いいえ

5. 個人的な薬物依存症の回復プログラムに参加していますか？
　　　　　　　　　　　　　　　　　　　　　□はい　　□いいえ

第4部　回復プラン　385

6. 個人的な共依存の回復プログラムに参加していますか？

　　　　　　　　　　　　　　　□はい　　　□いいえ

7. あなたのスポンサーやカウンセラーにこの人に協力を頼む可能性を話しましたか？　　　　　　　　　□はい　　　□いいえ

　　彼・彼女たちのコメントをまとめて書いてください。

_____

_____

_____

8. あなたの再発予防ネットワークの協力者としてこの人は適切ですか？

　　　　　　　　　　　　　　　□はい　　　□いいえ

　　なぜですか？

_____

_____

_____

エクササイズ
33−E

大切な人の評価用紙＃5
(テレンス・T・ゴースキーによる, 1985)

方法：あなたの「大切な人リスト」上のそれぞれの人たちがあなたの再発予防ネットワークの適任者であるかどうか，以下の質問に答えてください。

人物＃5：_____ 　　　関係 _____

その人は……

1. 薬物依存は病気であると信じていますか？　　　□はい　　□いいえ

2. あなたがアルコールやその他の気分を変化させる薬物をやめるための努力をサポートしていますか？　　　　　　　　　□はい　　□いいえ

3. あなたの再発予防プランを回復プログラムの一環としてサポートしていますか？　　　　　　　　　　　　　　　□はい　　□いいえ

4. アルコールや気分を変化させる薬物を大量に，または定期的に使用していますか？　　　　　　　　　　　　　　□はい　　□いいえ

5. 個人的な薬物依存症の回復プログラムに参加していますか？
　　　　　　　　　　　　　　　　　　　　　　□はい　　□いいえ

6. 個人的な共依存の回復プログラムに参加していますか？

　　　　　　　　　　　　　　　　　□はい　　　□いいえ

7. あなたのスポンサーやカウンセラーにこの人に協力を頼む可能性を話
　しましたか？　　　　　　　　　　□はい　　　□いいえ

　彼・彼女たちのコメントをまとめて書いてください。

_____

_____

_____

8. あなたの再発予防ネットワークの協力者としてこの人は適切ですか？

　　　　　　　　　　　　　　　　　□はい　　　□いいえ

　なぜですか？

_____

_____

_____

エクササイズ
34

大切な人ワークシート

方法：次のエクササイズは，再発しがちな人，あなたが再発警告サインを経験しているときにあなたやそれぞれの大切な人たちがどのように反応するか評価するために作られました。あなたや大切な人が警告サインをより悪化させるようなことをしていないかを特定するのが目的です。この情報によって再発の予防を支援するような警告サインの新しい語り方と反応の仕方を発展させることができるようになります。

　大切な人たちそれぞれと話す前にワークシートを完成させてください。

　その次に似たようなワークシートがありますが，これは大切な人たちに渡し，あなたの反応についての似たような評価をするためのものです。

　ふたりの反応を比べることで，将来のあなたの再発を予防できるような重要な問題を話すことができます。

第 4 部　回復プラン　389

> # エクササイズ
> ## 34−A
> <----------------------------------->
> # 大切な人ワークシート＃1
> （テレンス・T・ゴースキーによる，1984）

1. **大切な人の名前：** _____

   関係： _____

2. **警告サインのきっかけ：** 再発警告サインのきっかけを作る，またはそ
   れを勢いづけるような，どのようなことをこの人は言ったりしたりし
   ますか？

   _____

   _____

   _____

   _____

3. **再発警告サイン：** この人といると，どの再発警告サインを経験するこ
   とが多いですか？ （あなたの最終警告サインリストから選んでくださ
   い）

A. 警告サイン＃＿＿＿：

B. 警告サイン＃＿＿＿：

C. 警告サイン＃＿＿＿：

D. 警告サイン＃＿＿＿：

E. 警告サイン＃＿＿＿：

4. この人に対する影響：これらの警告サインを経験している際に，大抵
この人にどのような影響を与えていますか？

第 4 部　回復プラン　391

5. あなたへの反応：あなたがこれらの警告サインを経験している際に，この人は大抵どのような反応をあなたに示しますか？

---

6. あなたへの影響：あなたの警告サインに対するこの人の反応はどのような影響をあなたに及ぼしますか？

---

7. あなたの回復における影響：この人の反応はあなたの回復にどのような影響を与えますか？
　□回復を助ける　　□回復を傷つける
　□回復の助けにも痛みにもならない

あなたの答えを説明してください。

---

8. **あなたの反応**：あなたの警告サインに対してのこの人の反応にあなたは大抵どのように応えていますか？

9. **回復における影響**：あなたの反応は回復にどのように影響していますか？
   - □回復を助ける　　□回復を傷つける
   - □回復の助けにも痛みにもならない

あなたの答えを説明してください。

10. **好ましい反応**：あなたの警告サインに対し，より支援的な方法でこの人はどのように反応できますか？

11. **否認に介入するプラン**：この人がより支援的な方法であなたに反応した後でもあなたが警告サインを続けたとしたら，あなたはこの人に何をしてもらいたいですか？

_____

_____

_____

12. **依存的使用に対する反応**：あなたが依存的使用に戻ってしまったとき，この人はどう反応しましたか？

_____

_____

_____

13. **再発介入プラン**：将来において，あなたが依存的使用に戻ってしまったときにはこの人に何をしてほしいですか？

_____

_____

_____

エクササイズ
34-B

大切な人ワークシート#2
(テレンス・T・ゴースキーによる, 1984)

1. 大切な人の名前: _____

    関係: _____

2. 警告サインのきっかけ: 再発警告サインのきっかけを作る, またはそれを勢いづけるような, どのようなことをこの人は言ったりしたりしますか?

_____

_____

_____

3. 再発警告サイン: この人といると, どの再発警告サインを経験することが多いですか? (あなたの最終警告サインリストから選んでください)

第 4 部　回復プラン　395

A. 警告サイン＃＿＿：

_____

B. 警告サイン＃＿＿：

_____

C. 警告サイン＃＿＿：

_____

D. 警告サイン＃＿＿：

_____

E. 警告サイン＃＿＿：

_____

4. この人に対する影響：これらの警告サインを経験している際に，大抵
   この人にどのような影響を与えていますか？

_____

_____

5. あなたへの反応： あなたがこれらの警告サインを経験している際に，この人は大抵どのような反応をあなたに示しますか？

---

6. あなたへの影響： あなたの警告サインに対するこの人の反応はどのような影響をあなたに及ぼしますか？

---

7. あなたの回復における影響： この人の反応はあなたの回復にどのような影響を与えますか？
□回復を助ける　　□回復を傷つける
□回復の助けにも痛みにもならない

あなたの答えを説明してください。

第 4 部　回復プラン　397

8. **あなたの反応**：あなたの警告サインに対してのこの人の反応にあなた
　は大抵どのように応えていますか？

_____

_____

9. **回復における影響**：あなたの反応は回復にどのように影響しています
　か？
　　□回復を助ける　　　□回復を傷つける
　　□回復の助けにも痛みにもならない

あなたの答えを説明してください。

_____

_____

_____

10. **好ましい反応**：あなたの警告サインに対し，より支援的な方法でこ
　の人はどのように反応できますか？

_____

_____

11. 否認に介入するプラン： この人がより支援的な方法であなたに反応した後でもあなたが警告サインを続けたとしたら，あなたはこの人に何をしてもらいたいですか？

_____

_____

_____

12. 依存的使用に対する反応： あなたが依存的使用に戻ってしまったとき，この人はどう反応しましたか？

_____

_____

_____

13. 再発介入プラン： 将来において，あなたが依存的使用に戻ってしまったときにはこの人に何をしてほしいですか？

_____

_____

_____

第 4 部　回復プラン　399

エクササイズ
34−C

大切な人ワークシート＃3
(テレンス・T・ゴースキーによる, 1984)

---

1. **大切な人の名前：**＿＿＿＿＿＿＿＿＿＿＿＿＿＿＿＿＿＿＿＿＿

　　関係：＿＿＿＿＿＿＿＿＿＿＿＿＿＿＿＿＿＿＿＿＿＿＿＿＿＿＿

2. **警告サインのきっかけ：**再発警告サインのきっかけを作る，またはそ
　　れを勢いづけるような，どのようなことをこの人は言ったりしたりし
　　ますか？

＿＿＿＿＿＿＿＿＿＿＿＿＿＿＿＿＿＿＿＿＿＿＿＿＿＿＿＿＿＿＿＿

＿＿＿＿＿＿＿＿＿＿＿＿＿＿＿＿＿＿＿＿＿＿＿＿＿＿＿＿＿＿＿＿

＿＿＿＿＿＿＿＿＿＿＿＿＿＿＿＿＿＿＿＿＿＿＿＿＿＿＿＿＿＿＿＿

＿＿＿＿＿＿＿＿＿＿＿＿＿＿＿＿＿＿＿＿＿＿＿＿＿＿＿＿＿＿＿＿

3. **再発警告サイン：**この人といると，どの再発警告サインを経験するこ
　　とが多いですか？（あなたの最終警告サインリストから選んでくださ
　　い）

A. 警告サイン#____：

B. 警告サイン#____：

C. 警告サイン#____：

D. 警告サイン#____：

E. 警告サイン#____：

4. この人に対する影響： これらの警告サインを経験している際に，大抵
この人にどのような影響を与えていますか？

第4部 回復プラン 401

5. **あなたへの反応**：あなたがこれらの警告サインを経験している際に，この人は大抵どのような反応をあなたに示しますか？

_____

_____

6. **あなたへの影響**：あなたの警告サインに対するこの人の反応はどのような影響をあなたに及ぼしますか？

_____

_____

7. **あなたの回復における影響**：この人の反応はあなたの回復にどのような影響を与えますか？
　　□回復を助ける　　　□回復を傷つける
　　□回復の助けにも痛みにもならない

あなたの答えを説明してください。

_____

_____

_____

8. あなたの反応：あなたの警告サインに対してのこの人の反応にあなた は大抵どのように応えていますか？

---

9. 回復における影響：あなたの反応は回復にどのように影響しています か？

　□回復を助ける　　□回復を傷つける
　□回復の助けにも痛みにもならない

あなたの答えを説明してください。

---

10. 好ましい反応：あなたの警告サインに対し，より支援的な方法でこ の人はどのように反応できますか？

第 4 部　回復プラン　403

11. 否認に介入するプラン：この人がより支援的な方法であなたに反応
した後でもあなたが警告サインを続けたとしたら，あなたはこの人
に何をしてもらいたいですか？

_____

_____

_____

12. 依存的使用に対する反応：あなたが依存的使用に戻ってしまったと
き，この人はどう反応しましたか？

_____

_____

_____

13. 再発介入プラン：将来において，あなたが依存的使用に戻ってしまっ
たときにはこの人に何をしてほしいですか？

_____

_____

_____

エクササイズ
34−D

大切な人ワークシート＃4
（テレンス・T・ゴースキーによる，1984）

1. 大切な人の名前： _____

　　関係： _____

2. 警告サインのきっかけ： 再発警告サインのきっかけを作る，またはそれを勢いづけるような，どのようなことをこの人は言ったりしたりしますか？

_____

_____

_____

3. 再発警告サイン： この人といると，どの再発警告サインを経験することが多いですか？（あなたの最終警告サインリストから選んでください）

A. 警告サイン#＿＿：

B. 警告サイン#＿＿：

C. 警告サイン#＿＿：

D. 警告サイン#＿＿：

E. 警告サイン#＿＿：

4. この人に対する影響： これらの警告サインを経験している際に，大抵
この人にどのような影響を与えていますか？

5. あなたへの反応：あなたがこれらの警告サインを経験している際に，この人は大抵どのような反応をあなたに示しますか？

_____

_____

6. あなたへの影響：あなたの警告サインに対するこの人の反応はどのような影響をあなたに及ぼしますか？

_____

_____

7. あなたの回復における影響：この人の反応はあなたの回復にどのような影響を与えますか？
　　□回復を助ける　　　□回復を傷つける
　　□回復の助けにも痛みにもならない

あなたの答えを説明してください。

_____

_____

_____

第 4 部　回復プラン　407

8. **あなたの反応**：あなたの警告サインに対してのこの人の反応にあなた
は大抵どのように応えていますか？

_____

_____

9. **回復における影響**：あなたの反応は回復にどのように影響しています
か？
　　□回復を助ける　　　□回復を傷つける
　　□回復の助けにも痛みにもならない

あなたの答えを説明してください。

_____

_____

_____

10. **好ましい反応**：あなたの警告サインに対し，より支援的な方法でこ
の人はどのように反応できますか？

_____

_____

11. **否認に介入するプラン：**この人がより支援的な方法であなたに反応した後でもあなたが警告サインを続けたとしたら，あなたはこの人に何をしてもらいたいですか？

_____

_____

_____

12. **依存的使用に対する反応：**あなたが依存的使用に戻ってしまったとき，この人はどう反応しましたか？

_____

_____

_____

13. **再発介入プラン：**将来において，あなたが依存的使用に戻ってしまったときにはこの人に何をしてほしいですか？

_____

_____

_____

第 4 部　回復プラン　409

エクササイズ
34－E

大切な人ワークシート＃5
（テレンス・T・ゴースキーによる, 1984）

---

1. **大切な人の名前：** _____

　　関係： _____

2. **警告サインのきっかけ：** 再発警告サインのきっかけを作る, またはそ
　　れを勢いづけるような, どのようなことをこの人は言ったりしたりし
　　ますか？

　　_____

　　_____

　　_____

　　_____

3. **再発警告サイン：** この人といると, どの再発警告サインを経験するこ
　　とが多いですか？（あなたの最終警告サインリストから選んでくださ
　　い）

A. 警告サイン#＿＿＿：

B. 警告サイン#＿＿＿：

C. 警告サイン#＿＿＿：

D. 警告サイン#＿＿＿：

E. 警告サイン#＿＿＿：

4. この人に対する影響： これらの警告サインを経験している際に，大抵この人にどのような影響を与えていますか？

第 4 部　回復プラン　411

5. あなたへの反応：あなたがこれらの警告サインを経験している際に，この人は大抵どのような反応をあなたに示しますか？

_____

_____

6. あなたへの影響：あなたの警告サインに対するこの人の反応はどのような影響をあなたに及ぼしますか？

_____

_____

7. あなたの回復における影響：この人の反応はあなたの回復にどのような影響を与えますか？
　　□回復を助ける　　　□回復を傷つける
　　□回復の助けにも痛みにもならない

あなたの答えを説明してください。

_____

_____

_____

8. あなたの反応：あなたの警告サインに対してのこの人の反応にあなた
は大抵どのように応えていますか？

_____

_____

9. 回復における影響：あなたの反応は回復にどのように影響しています
か？
　□回復を助ける　　　□回復を傷つける
　□回復の助けにも痛みにもならない

あなたの答えを説明してください。

_____

_____

_____

10. 好ましい反応：あなたの警告サインに対し，より支援的な方法でこ
の人はどのように反応できますか？

_____

_____

11. 否認に介入するプラン：この人がより支援的な方法であなたに反応した後でもあなたが警告サインを続けたとしたら，あなたはこの人に何をしてもらいたいですか？

---

12. 依存的使用に対する反応：あなたが依存的使用に戻ってしまったとき，この人はどう反応しましたか？

---

13. 再発介入プラン：将来において，あなたが依存的使用に戻ってしまったときにはこの人に何をしてほしいですか？

エクササイズ
35

再発しやすい人の評価をする

方法：次のワークシートは再発しやすい人の家族と友人のために作られました。このワークシートによって，本人が再発警告サインに対してどのように対処しているのか評価することができます。家族と友人や再発しやすい本人が，どのように警告サインをよりいっそう悪化させるのかを明らかにすることです。ここで情報をまとめれば，改めて警告サインについて話をしたり，対処の仕方を検討して再発を予防することができるようになります。

再発しやすい人について，それぞれの家族と友人に次ページからのワークシートを完成してもらってください。再発しやすい人と家族と友人の回答を比較しながら，将来の再発を予防するための重要な論点を検討し始めることができます。

第 4 部　回復プラン　415

エクササイズ
35－A

再発しやすい人のワークシート＃1
(テレンス・T・ゴースキーによる, 1984)

---

1. **再発しやすい人の名前：**＿＿＿＿＿＿＿＿＿＿＿＿＿＿＿＿＿＿

   関係：＿＿＿＿＿＿＿＿＿＿＿＿＿＿＿＿＿＿＿＿＿＿＿＿＿＿

2. **警告サインのきっかけ：**この人に対して，あなた自身はどのように再発警告サインの引き金を引いたり，促進させたりしてきましたか？

   ＿＿＿＿＿＿＿＿＿＿＿＿＿＿＿＿＿＿＿＿＿＿＿＿＿＿＿＿＿＿

   ＿＿＿＿＿＿＿＿＿＿＿＿＿＿＿＿＿＿＿＿＿＿＿＿＿＿＿＿＿＿

   ＿＿＿＿＿＿＿＿＿＿＿＿＿＿＿＿＿＿＿＿＿＿＿＿＿＿＿＿＿＿

   ＿＿＿＿＿＿＿＿＿＿＿＿＿＿＿＿＿＿＿＿＿＿＿＿＿＿＿＿＿＿

3. **再発警告サイン：**再発しやすい人の周りにあなたがいるとき，この人はどんな再発警告サインを経験しますか？（あなたの最終警告サインリストから選択してください）

A. 警告サイン#＿＿ :

_____

B. 警告サイン#＿＿ :

_____

C. 警告サイン#＿＿ :

_____

D. 警告サイン#＿＿ :

_____

E. 警告サイン#＿＿ :

_____

4. あなたへの影響：再発しやすい人がこれらの警告サインを経験してい
るときに，通常それはどのようにあなたに影響しますか？

_____

第 4 部 回復プラン 417

5. **あなたの反応**：再発しやすい人がこれらの警告サインを経験している
   ときに，あなたは大抵どのようにその人に反応しますか？

_____

_____

6. **彼・彼女に対してのあなたの影響**：この再発しやすい人の警告サイン
   に対するあなたの反応は彼・彼女に対してどのような影響を与えると
   思いますか？

_____

_____

7. **彼・彼女たちの回復への影響**：あなたの反応は通常この再発しやすい
   人の回復にどのように影響していると思いますか？
   □彼・彼女の回復の助けになっている
   □彼・彼女の回復を傷つけている
   □彼・彼女の回復に対して助けにも傷にもなっていない

あなたの答えを説明してください。

_____

_____

8. 再発しやすい人の反応： 再発しやすい人は，彼・彼女たちの警告サインに対するあなたの反応に通常どのように反応しますか？

_____

_____

9. 再発しやすい人の回復における影響： 再発しやすい人の反応は彼・彼女の回復にどのように影響すると思いますか？

☐彼・彼女の回復の助けになっている

☐彼・彼女の回復を傷つけている

☐彼・彼女の回復に対して助けにも傷にもなっていない

あなたの答えを説明してください。

_____

_____

10. 好ましい反応： どのように反応したら，この人の警告サインに対してより助けとなるやり方となるでしょうか？

_____

_____

第 4 部　回復プラン　419

11. 否認妨害プラン：再発しやすい人が求めたようなやり方であなたが反応したにもかかわらず，その警告サインをし続けた場合，あなたは何ができますか？

_____

_____

_____

12. 依存的使用への反応：再発しやすい人が依存的使用に戻ってしまったとき，以前ならあなたはどのように反応しましたか？

_____

_____

_____

13. 再発介入プラン：再発しやすい人が依存的使用に将来戻ってしまったら，あなたはどのように違ったようにできるでしょうか？

_____

_____

_____

エクササイズ 35−B

再発しやすい人のワークシート♯2
(テレンス・T・ゴースキーによる, 1984)

1. **再発しやすい人の名前:** _____

   関係: _____

2. **警告サインのきっかけ:** この人に対して，あなた自身はどのように再発警告サインの引き金を引いたり，促進させたりしてきましたか？

   _____

   _____

   _____

   _____

3. **再発警告サイン:** 再発しやすい人の周りにあなたがいるとき，この人はどんな再発警告サインを経験しますか？（あなたの最終警告サインリストから選択してください）

第 4 部　回復プラン　421

A. 警告サイン＃＿＿＿：

B. 警告サイン＃＿＿＿：

C. 警告サイン＃＿＿＿：

D. 警告サイン＃＿＿＿：

E. 警告サイン＃＿＿＿：

4. **あなたへの影響**：再発しやすい人がこれらの警告サインを経験している
ときに，通常それはどのようにあなたに影響しますか？

5. **あなたの反応**：再発しやすい人がこれらの警告サインを経験している
ときに，あなたは大抵どのようにその人に反応しますか？

6. **彼・彼女に対してのあなたの影響**：この再発しやすい人の警告サイン
に対するあなたの反応は彼・彼女に対してどのような影響を与えると
思いますか？

7. **彼・彼女たちの回復への影響**：あなたの反応は通常この再発しやすい
人の回復にどのように影響していると思いますか？
   - □彼・彼女の回復の助けになっている
   - □彼・彼女の回復を傷つけている
   - □彼・彼女の回復に対して助けにも傷にもなっていない

あなたの答えを説明してください。

第 4 部　回復プラン　423

8. **再発しやすい人の反応：**再発しやすい人は，彼・彼女たちの警告サインに対するあなたの反応に通常どのように反応しますか？

_____

_____

_____

9. **再発しやすい人の回復における影響：**再発しやすい人の反応は彼・彼女の回復にどのように影響すると思いますか？
　　□彼・彼女の回復の助けになっている
　　□彼・彼女の回復を傷つけている
　　□彼・彼女の回復に対して助けにも傷にもなっていない

あなたの答えを説明してください。

_____

_____

10. **好ましい反応：**どのように反応したら，この人の警告サインに対してより助けとなるやり方となるでしょうか？

_____

_____

11. 否認妨害プラン：再発しやすい人が求めたようなやり方であなたが反応したにもかかわらず，その警告サインをし続けた場合，あなたは何ができますか？

12. 依存的使用への反応：再発しやすい人が依存的使用に戻ってしまったとき，以前ならあなたはどのように反応しましたか？

13. 再発介入プラン：再発しやすい人が依存的使用に将来戻ってしまったら，あなたはどのように違ったようにできるでしょうか？

第 4 部　回復プラン　425

エクササイズ
35−C

再発しやすい人のワークシート＃3
(テレンス・T・ゴースキーによる, 1984)

---

1. 再発しやすい人の名前：＿＿＿＿＿＿＿＿＿＿＿＿＿＿＿

　　関係：＿＿＿＿＿＿＿＿＿＿＿＿＿＿＿＿＿＿＿＿＿＿＿＿

2. 警告サインのきっかけ：この人に対して，あなた自身はどのように再発警告サインの引き金を引いたり，促進させたりしてきましたか？

＿＿＿＿＿＿＿＿＿＿＿＿＿＿＿＿＿＿＿＿＿＿＿＿＿＿＿＿＿＿

＿＿＿＿＿＿＿＿＿＿＿＿＿＿＿＿＿＿＿＿＿＿＿＿＿＿＿＿＿＿

＿＿＿＿＿＿＿＿＿＿＿＿＿＿＿＿＿＿＿＿＿＿＿＿＿＿＿＿＿＿

＿＿＿＿＿＿＿＿＿＿＿＿＿＿＿＿＿＿＿＿＿＿＿＿＿＿＿＿＿＿

3. 再発警告サイン：再発しやすい人の周りにあなたがいるとき，この人はどんな再発警告サインを経験しますか？（あなたの最終警告サインリストから選択してください）

A. 警告サイン#＿＿＿：

_____

B. 警告サイン#＿＿＿：

_____

C. 警告サイン#＿＿＿：

_____

D. 警告サイン#＿＿＿：

_____

E. 警告サイン#＿＿＿：

_____

4. あなたへの影響：再発しやすい人がこれらの警告サインを経験しているときに，通常それはどのようにあなたに影響しますか？

_____

_____

第4部 回復プラン 427

5. **あなたの反応**：再発しやすい人がこれらの警告サインを経験している
ときに，あなたは大抵どのようにその人に反応しますか？

_____

_____

6. **彼・彼女に対してのあなたの影響**：この再発しやすい人の警告サイン
に対するあなたの反応は彼・彼女に対してどのような影響を与えると
思いますか？

_____

_____

7. **彼・彼女たちの回復への影響**：あなたの反応は通常この再発しやすい
人の回復にどのように影響していると思いますか？
　□彼・彼女の回復の助けになっている
　□彼・彼女の回復を傷つけている
　□彼・彼女の回復に対して助けにも傷にもなっていない

あなたの答えを説明してください。

_____

_____

8. 再発しやすい人の反応：再発しやすい人は，彼・彼女たちの警告サインに対するあなたの反応に通常どのように反応しますか？

_____

_____

_____

9. 再発しやすい人の回復における影響：再発しやすい人の反応は彼・彼女の回復にどのように影響すると思いますか？
☐彼・彼女の回復の助けになっている
☐彼・彼女の回復を傷つけている
☐彼・彼女の回復に対して助けにも傷にもなっていない

あなたの答えを説明してください。

_____

_____

10. 好ましい反応：どのように反応したら，この人の警告サインに対してより助けとなるやり方となるでしょうか？

_____

_____

_____

第4部 回復プラン 429

11. 否認妨害プラン：再発しやすい人が求めたようなやり方であなたが反応したにもかかわらず，その警告サインをし続けた場合，あなたは何ができますか？

_____

_____

_____

12. 依存的使用への反応：再発しやすい人が依存的使用に戻ってしまったとき，以前ならあなたはどのように反応しましたか？

_____

_____

_____

13. 再発介入プラン：再発しやすい人が依存的使用に将来戻ってしまったら，あなたはどのように違ったようにできるでしょうか？

_____

_____

_____

エクササイズ
35−D

再発しやすい人のワークシート＃4
（テレンス・T・ゴースキーによる，1984）

1. 再発しやすい人の名前： _____

　　関係： _____

2. 警告サインのきっかけ： この人に対して，あなた自身はどのように再発警告サインの引き金を引いたり，促進させたりしてきましたか？

_____

_____

_____

3. 再発警告サイン： 再発しやすい人の周りにあなたがいるとき，この人はどんな再発警告サインを経験しますか？（あなたの最終警告サインリストから選択してください）

第 4 部　回復プラン　431

A. 警告サイン＃＿＿：

_____

B. 警告サイン＃＿＿：

_____

C. 警告サイン＃＿＿：

_____

D. 警告サイン＃＿＿：

_____

E. 警告サイン＃＿＿：

_____

4. あなたへの影響：再発しやすい人がこれらの警告サインを経験している ときに，通常それはどのようにあなたに影響しますか？

_____

_____

5. あなたの反応：再発しやすい人がこれらの警告サインを経験している
ときに，あなたは大抵どのようにその人に反応しますか？

_____

_____

6. 彼・彼女に対してのあなたの影響：この再発しやすい人の警告サイン
に対するあなたの反応は彼・彼女に対してどのような影響を与えると
思いますか？

_____

_____

7. 彼・彼女たちの回復への影響：あなたの反応は通常この再発しやすい
人の回復にどのように影響していると思いますか？
□彼・彼女の回復の助けになっている
□彼・彼女の回復を傷つけている
□彼・彼女の回復に対して助けにも傷にもなっていない

あなたの答えを説明してください。

_____

_____

第 4 部　回復プラン　433

8. **再発しやすい人の反応**：再発しやすい人は，彼・彼女たちの警告サインに対するあなたの反応に通常どのように反応しますか？

9. **再発しやすい人の回復における影響**：再発しやすい人の反応は彼・彼女の回復にどのように影響すると思いますか？
　　□彼・彼女の回復の助けになっている
　　□彼・彼女の回復を傷つけている
　　□彼・彼女の回復に対して助けにも傷にもなっていない

あなたの答えを説明してください。

10. **好ましい反応**：どのように反応したら，この人の警告サインに対してより助けとなるやり方となるでしょうか？

11. 否認妨害プラン：再発しやすい人が求めたようなやり方であなたが反応したにもかかわらず，その警告サインをし続けた場合，あなたは何ができますか？

_____

_____

_____

12. 依存的使用への反応：再発しやすい人が依存的使用に戻ってしまったとき，以前ならあなたはどのように反応しましたか？

_____

_____

_____

13. 再発介入プラン：再発しやすい人が依存的使用に将来戻ってしまったら，あなたはどのように違ったようにできるでしょうか？

_____

_____

_____

第 4 部　回復プラン　435

エクササイズ
35－E

再発しやすい人のワークシート＃5
(テレンス・T・ゴースキーによる, 1984)

---

1. **再発しやすい人の名前：**＿＿＿＿＿＿＿＿＿＿＿＿＿＿＿＿＿＿

　　関係：＿＿＿＿＿＿＿＿＿＿＿＿＿＿＿＿＿＿＿＿＿＿＿＿＿＿

2. **警告サインのきっかけ：**この人に対して，あなた自身はどのように再
　　発警告サインの引き金を引いたり，促進させたりしてきましたか？

　　＿＿＿＿＿＿＿＿＿＿＿＿＿＿＿＿＿＿＿＿＿＿＿＿＿＿＿＿＿＿＿

　　＿＿＿＿＿＿＿＿＿＿＿＿＿＿＿＿＿＿＿＿＿＿＿＿＿＿＿＿＿＿＿

　　＿＿＿＿＿＿＿＿＿＿＿＿＿＿＿＿＿＿＿＿＿＿＿＿＿＿＿＿＿＿＿

　　＿＿＿＿＿＿＿＿＿＿＿＿＿＿＿＿＿＿＿＿＿＿＿＿＿＿＿＿＿＿＿

3. **再発警告サイン：**再発しやすい人の周りにあなたがいるとき，この人
　　はどんな再発警告サインを経験しますか？（あなたの最終警告サイン
　　リストから選択してください）

A. 警告サイン#＿＿：

_____

B. 警告サイン#＿＿：

_____

C. 警告サイン#＿＿：

_____

D. 警告サイン#＿＿：

_____

E. 警告サイン#＿＿：

_____

4. あなたへの影響：再発しやすい人がこれらの警告サインを経験している　ときに，通常それはどのようにあなたに影響しますか？

_____

_____

第 4 部　回復プラン　437

5. **あなたの反応**：再発しやすい人がこれらの警告サインを経験している
　ときに，あなたは大抵どのようにその人に反応しますか？

_____

_____

6. **彼・彼女に対してのあなたの影響**：この再発しやすい人の警告サイン
　に対するあなたの反応は彼・彼女に対してどのような影響を与えると
　思いますか？

_____

_____

7. **彼・彼女たちの回復への影響**：あなたの反応は通常この再発しやすい
　人の回復にどのように影響していると思いますか？
　　□彼・彼女の回復の助けになっている
　　□彼・彼女の回復を傷つけている
　　□彼・彼女の回復に対して助けにも傷にもなっていない

あなたの答えを説明してください。

_____

_____

8. 再発しやすい人の反応：再発しやすい人は，彼・彼女たちの警告サインに対するあなたの反応に通常どのように反応しますか？

---

9. 再発しやすい人の回復における影響：再発しやすい人の反応は彼・彼女の回復にどのように影響すると思いますか？

☐彼・彼女の回復の助けになっている

☐彼・彼女の回復を傷つけている

☐彼・彼女の回復に対して助けにも傷にもなっていない

あなたの答えを説明してください。

---

10. 好ましい反応：どのように反応したら，この人の警告サインに対してより助けとなるやり方となるでしょうか？

第 4 部　回復プラン　439

11. **否認妨害プラン**：再発しやすい人が求めたようなやり方であなたが反応したにもかかわらず，その警告サインをし続けた場合，あなたは何ができますか？

12. **依存的使用への反応**：再発しやすい人が依存的使用に戻ってしまったとき，以前ならあなたはどのように反応しましたか？

13. **再発介入プラン**：再発しやすい人が依存的使用に将来戻ってしまったら，あなたはどのように違ったようにできるでしょうか？

エクササイズ
36

再発予防ネットワークチェックリスト

1. **準備**：以下を完成することによって準備してください。

   □**可能性のあるメンバーを選ぶ**：再発予防ネットワークの可能性のある
   メンバーを選び，大切な人リスト上にその人たちの名前とあなたとの
   関係を書き込んでください。

   □**可能性のあるメンバーを評価する**：あなたが選んだそれぞれの人たち
   について大切な人の評価様式に書き込みながらそれぞれの人たちを評
   価してください。

   □**あなたの評価について話し合う**：これらの評価をあなたの再発予防
   ネットワークを支援してくれるカウンセラーかAA/NAの自助グルー
   プのメンバーたちと話し合い，どの人をネットワークに取り入れるべ
   きかどうか決めてください。

   □**どの人をネットワークに入れるか決める**：あなたがどの人を参加させ
   るか決めてください。

2. **最初の打ち合わせ**：それぞれの可能性のある人たちとネットワークに
   入ってもらうかを打ち合わせてください。

   □あなたの回復において，彼・彼女たちの助けが必要であることを説明
   してください。

   □あなたの回復と再発歴を説明してください。

   □あなたの依存や再発歴が原因となって及ぼした害に対して，その人に

謝ってください。

□再発予防グループは3〜4回，1時間半から2時間にわたって行うと説明してください。

□その人に，空白の大切な人ワークシートを渡してください。彼・彼女に自分の考えでこのワークシートを埋め，次の打ち合わせでそれについて話し合いたいと伝えてください。

□次の打ち合わせの時間と日づけを決めてください。

3. **大切な人ワークシートを完成する**：次の打ち合わせまでに，それぞれの人について大切な人ワークシートを完成してください。これらのワークシートは，その人の周りにいるとあなたが大抵経験する再発警告サインを特定し，過去に彼・彼女がどのように反応し，将来彼・彼女がより助けとなるような反応の仕方を特定します。

4. **次の（2回目の）打ち合わせ**：次の打ち合わせでは次のような作業をしてください。

□あなたとの最初の打ち合わせで，彼・彼女に何か反応が起きたか尋ねてください。最初の打ち合わせで彼・彼女がどのように考え感じたかを話し合ってください。

□この人と大切な人ワークシートの内容を見直してください。

□あなたのアセスメントに彼・彼女が同意するかどうか尋ねてください。

□相違点について話し合い，お互いが納得するように答えを修正してください。

□ネットワークのほかの人たちと会うように予定を組んでもらいます。第1回目のグループミーティングの日付と時間，場所を教えてください。

□最初のミーティングは，本人からメンバーそれぞれに自己紹介してもらい，なぜ本人の再発予防を支援するためのネットワークの一員となってくれたのか話し合ってもらうようにすることを伝えてください。

□ミーティングへ確かに参加してもらえるように確認してください。

5. **1回目のミーティング**：次の項目にしたがって1回目のグループを開催してください。

□**導入**：すべてのメンバーに自己紹介をしてもらい，なぜ参加する決心をしたのか述べてもらってください。

□**簡単にあなたの話をする**：あなたの回復と再発歴について簡単に話してください。10分を超えてはいけません。

□**それぞれのメンバーの重要性を説明する**：なぜあなたがその人たちを選んだか，なぜその人たちがあなたの回復にとって重要か述べてください。

□**回復・再発プロセスを簡単に説明する**：回復，再発プロセス，再発予防プランのステップについて簡単に説明してください。必要であれば『アルコール・薬物依存症の再発予防ガイド―ソブラエティを生きる―』を読むように貸してあげてください。

□**グループで再発警告サインを見直す**：あなたの個人的な再発の警告サイン一つひとつを示してください。それぞれの警告サインの説明した後に，質問がないか，付け加えることがないか，あなたの説明を聴いて何か問題がないか尋ねてください。

□**メンバーからフィードバックをもらう**：すべての個人的な警告サインを読み終わった後に，次の3つの質問について一人ひとりに語ってもらってください。

第4部　回復プラン　443

1. 本人が率直に話したのはどの警告サインについてであったと思いますか？

2. 本人の話が正確でなかったのはどの警告サインについてであったと思いますか？

3. リストに付け加えたほうがよい警告サインがほかにありますか？

☐**終わりのエクササイズ**：メンバーそれぞれにこのグループに参加したことで何が得られ，どう感じたのかをグループで分かち合ってもらってください。

☐**元気づけ**：何かスナックなどを出して簡単に交流してください。

☐**散会**：次のミーティングの時間と日付を決め，お開きにしてください。

6. **大切な人ワークシートを見直し修正する**：あなたが最初に用意した大切な人ワークシートを見直し，書き直してください。このミーティングにより，以前の答えを変化させる新しい情報が手に入ることでしょう。

7. **2回目のミーティング**：次の項目にしたがって2回目のミーティングを行ってください。

☐**前のセッションに対する反応**：皆に，前回のミーティングに対する反応を尋ねてください。すべての人が答えられるようにしてください。前回のミーティングについて何を感じ，起こったことについてどのように感じたのかを訊いてください。

☐**大切な人ワークシートを見直す**：大切な人ワークシートにある質問を一つひとつ見直し，検討してください。

☐**メモをとる**：それぞれのコメントや話し合いから学んだことをメモに

とりましょう。

□**話し合いの時間制限**：話し合いは約90分と制限しましょう。必要であればすべてのワークシートを見直すための追加の会を予定してください。

□**終わりのエクササイズ**：それぞれのメンバーにこのグループに参加したことにより何を学び，どのように感じたかをグループで分かち合ってもらってください。

□**元気づけ**：何かスナックなどを出して簡単に交流してください。

□**散会**：次のミーティングの時間と日付を決め，お開きにしてください。

8. **3回目のミーティング**：次の項目にしたがって3回目のミーティングを行ってください。

□**前のセッションに対する反応**：皆に，前回のミーティングに対する反応を尋ねてください。すべての人が答えられるようにしてください。前回のミーティングについて何を感じ，起こったことについてどのように感じたのかを聞いてください。

□**警告サイン妨害プラン**：もしあなたが再発警告サインを見せ，フィードバックを聞き入れず，行動に対する変化を拒否したならメンバーたちは何をしたいか話し合ってください。

□**警告サイン妨害に対する練習**：あなたが数週間にわたり警告サインを出し続けているところをグループで想像してもらい，起こっていることをあなたに直面化してみてもらってください。ロールプレイが終わったら直面化の長所と短所を話し合ってください。もちろん目的は支持的であることですが，同時に指示的でもある必要があります。愛あるケアというものは，本当に率直になることで初めて可能になるのです。

第4部　回復プラン　445

□**再発初期介入プラン**：依存的使用に戻らないようにするためにそれぞれのメンバーと話し合ってください。あなたが依存的使用に戻らないための治療に入れるような初期介入プランを一緒に立ててください。

□**再発への介入の練習**：グループにあなたが依存的使用に戻ってしまい，その状態で彼・彼女らと会っていると想像してもらいましょう。彼・彼女たちにあなたへの介入をロールプレイをしてもらい，そのやり方を検討しましょう。あなたは抵抗したり否認したりして，グループがこれらにどう対応するか見ましょう。否認を回避し，治療につなげるよりよい方法を話し合ってください。

□**終わりのエクササイズ**：それぞれのメンバーにこのグループに参加したことにより何を学び，どのように感じたかをグループで分かち合ってもらってください。

□**元気づけ**：何かスナックなどを出して簡単に交流してください。

□**散会**：次のミーティングの時間と日付を決め，お開きにしてください。

9. フォローアップミーティング：1カ月後にフォローアップミーティングを設定し，また，定期的にAA／NAミーティングや個人的な訪問や電話を通じて連絡を取るように予定してください。

エクササイズ
37

あなたの再発予防計画を最新のものにする
（テレンス・T・ゴースキーによる）

方法：回復が進んでいくと再発危機となる警告サインも変化します。そのために定期的に警告サインリストや対処方法を見直し，新しくすることが重要です。見直しはクリーン1年目なら3カ月ごと，2〜3年目なら6カ月ごと，あとは1年ごとに行うことをお勧めします。以下の手順で警告サインリストを最新のものにすることができます。

1. **あなたのオリジナル個人警告サインリストを見直す**：あなたのリストを見直し，あなたの今の回復状況に合っている警告サインの前にチェックマークを書き込み，もう合わなくなった警告サインの前に×マークを書き込んでください。

2. **あなたの警告サインマネジメント法を見直す**：あなたの警告サインマネジメント法を見直してください。危機的な警告サイン，リスクの高い考え方・感情・行動・状況に関してのマネジメント方法も入れてください。

   A. 警告サインを扱う際に助けになるとわかったマネジメント法をチェックしてください。

   B. 使わなかった，助けにならなかったマネジメント法もチェックしてください。

第4部　回復プラン　447

3. **「再発の段階と警告サイン」を読む**：「再発の段階と警告サイン（p.144〜）」を読み直し，目立った新しい警告サインがあるかどうか検討してください。もしあるのであれば，ワークブックにある最初の警告サインリストと警告サイン分析プロセスに戻り，新たな警告サインを入れて改訂してください。

4. **新たなマネジメント法をつくる**：あなたが特定した新たな警告サインに対し，新たなマネジメント法を作ってください。

5. **あなたの回復プログラムを見直す**：あなたの回復プログラムを見直し，今特定した新しい警告サインを見つけて対処する，回復のための取り組みがあることを確認してください。

6. **再発の初期介入プランを見直す**：再発の初期介入プランを見直し，介入方法があなたの今の生活状況と回復段階に適切であるか確認してください。

7. **再発予防ネットワークのメンバーを見直す**：再発予防ネットワークのメンバーたちに電話をし，新しい警告サインとそのマネジメント法，自分で新たな再発予防セッションで検討した初期介入方法について相談してください。

終わりの言葉

おめでとうございます！

　この文章を今読んでいらっしゃるということは，たいへんな時間とエネルギーを再発予防プランにかけてくださったということでしょう。あなたは，以前には再発を招いていた個人的な警告サインについて，新しいことを身につけたはずです。再発しやすかった過去，実践していた治療プログラムの問題点も明らかになったはずです。最終的に，再発警告サインを明確にする方法とそのマネジメントの方法を決め，依存的使用に戻らなくて済む方法を学んだことでしょう。

　再発予防プランニングは終わることのないプロセスである，ということを忘れないでいただきたいと思います。かつてスポンサーが私にこの病気は Alcohol-ism（現在）であり，Alcohol-wasm（過去）ではないといったことが思い出されます。この病気が消え去るということはありません。人生における何らかの問題やストレスによって目覚めるのを待ちながら私たちのうちに休眠しているのです。

　ソブラエティを生き，そして個人的に回復を遂げていくうちには，回復目標とともに警告サインを更新していく必要があります。回復についてひとつの原則があります。それは，自分たちは成長しつつあるのか，それとも死に向いつつあるのかのどちらかである，ということです。回復しつつあるのか，それとも再発プロセスに身を置いているのかのどちらかなのです。

再発予防セラピーは生涯にわたる回復を保障はできませんが，選び取るための力を与えてくれます。初期の再発警告サインに気づいたときには，それに対処するという行動を選ぶことができます。そのサインがあなたを依存的使用にまで引きずり戻すという制御不能の悪夢に育つ前に断ち切ることができるのです。

　回復は，再発予防セラピーを日々実践することとともに，これ以外の回復プログラムを組みあわせることで可能になるということをどうぞ忘れないでください。希望のない依存症者などという人たちはいません。まだ再発予防の方法を身につけていない人たちがいるだけなのです。

　回復への道のりを応援しています！

テレンス・T・ゴースキー

コピーしてご利用ください

警告サイン特定カード

警告サインタイトル：

_____

私の回復に問題が起きていることがわかるのは……

_____

_____

この警告サインが出現しているとき……

1．次のように考えがちです

_____

2．次のように感じがちです

_____

3．次のことをしたくなります

_____

著者

テレンス・T・ゴースキー (Terence T. Gorski, M. A.)

CENAPS® コーポレーション社長。米国イリノイ州ホームウッドにおいて研修とコンサルテーションを行っている。またイリノイ州ハーベイのインガルス記念病院のアルコール依存症治療センターを率いている。さらにイリノイ州フォート・シェリダンの陸軍において従業員援助プログラムを組織してきた。多数の米国内外のアルコール依存症治療プログラムの顧問を務めており，米国や各州で多くの講演を行っている。

監訳者

梅野　充（うめの みつる）

精神科専門医・指導医

1965年神戸市出身，1988年筑波大学第二学群人間学類，2011年奈良県立医科大学医学部医学科卒業。東京都立精神保健福祉センター，都立松沢病院などにて依存症医療に取り組む。保健所や関係機関からの依頼による依存症関連の講演を多数行ってきた。現在，医療法人社団アパリ理事長，特定非営利活動法人東京ダルク理事，医療法人社団學風会さいとうクリニック非常勤医師，昭和女子大学非常勤講師，日本赤十字看護大学非常勤講師。主な著書に『対人関係とコミュニケーション』（共著，北樹出版，2015），『入門・覚せい剤事件の弁護』（共著，現代人文社，2008）などがある。

訳者

谷口　万稚（たにぐち まち）

米国認定臨床心理士

1970年東京都出身。1997年米国マサチューセッツ州レスリー大学大学院カウンセリング心理学部卒業。カウンセリングセンター，精神保健福祉センター，保健所，クリニック，学校などで薬物・アルコール依存症などの精神的な疾患や，心の悩みのカウンセリングに従事。企業や学校に向けての講義，ワークショップも担当してきた。主な著者に『アルコール・薬物治療依存症とそのケア』（キリスト新聞社，2011），『かぞくがのみすぎたら』（監修，サウザンブックス社，2017）などがある。

アルコール・薬物依存症の再発予防ワークブック

—ソブラエティを生きる—

2018年11月21日　初版第1刷発行

著　　者　テレンス・T・ゴースキー
監 訳 者　梅 野　充
訳　　者　谷 口 万 稚
発 行 者　石 澤 雄 司
発 行 所　株式
　　　　　会社 星 和 書 店
　　　　　〒168-0074　東京都杉並区上高井戸1-2-5
　　　　　電話　03（3329）0031（営業部）／03（3329）0033（編集部）
　　　　　FAX　03（5374）7186（営業部）／03（5374）7185（編集部）
　　　　　http://www.seiwa-pb.co.jp
印 刷 所　株式会社 光邦
製 本 所　鶴亀製本株式会社

Printed in Japan　　　　　　　　　　　ISBN978-4-7911-0997-5

・本書に掲載する著作物の複製権・翻訳権・上映権・譲渡権・公衆送信権（送信可能
　化権を含む）は（株）星和書店が保有します。
・ JCOPY 〈（社）出版者著作権管理機構 委託出版物〉
　本書の無断複写は著作権法上での例外を除き禁じられています。複写される場合は，
　そのつど事前に（社）出版者著作権管理機構（電話 03-3513-6969，
　FAX 03-3513-6979，e-mail：info@jcopy.or.jp）の許諾を得てください。

図表で学ぶアルコール依存症

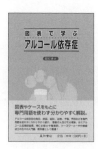

長尾博 著

四六判　132p　定価：本体1,500円+税

発症、原因、症状、治療、予後、予防などを図表やケースをもとに、専門用語を使わずに分かりやすく解説。患者・家族・コメディカルの方々の入門書、教科書として最適！

人はなぜ依存症になるのか
自己治療としてのアディクション

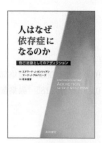

エドワード・J・カンツィアン，
マーク・J・アルバニーズ 著
松本俊彦 訳

A5判　232p　定価：本体2,400円+税

依存症者が自らの苦悩に対して自己治療を施し、その結果、依存症に陥るとする自己治療仮説は、依存症の発症と一連の経過を説明するいま最も注目を集めている理論である。依存症治療に必読の書。

発行：星和書店　http://www.seiwa-pb.co.jp

お酒を飲んで、がんになる人、ならない人
知らないと、がんの危険が200倍以上

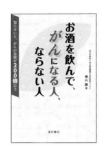

横山顕 著
四六判　232p　定価：本体1,500円＋税

お酒を飲むと、どんな体質の人ががんになりやすいのか。遺伝的体質の違いを知ることは、がんをはじめとする病の予防や改善に役立つ。アルコール関連問題の専門家である著者がわかりやすく丁寧に説明。

飲んで死にますか やめて生きますか

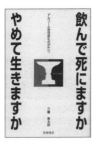

三輪修太郎 著
四六判　332p　定価：本体1,900円＋税

アルコール依存症の正体は「酒」ではない！これがわからないと依存症は治らない。アルコールどっぷり、ユーモアたっぷり、依存症の「正体」を徹底的に追跡！一杯、いや一行読んだらやめられない！！

発行：星和書店　http://www.seiwa-pb.co.jp

アルコール依存症の妻と共に生きる
小学校長奮闘記

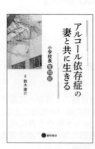

鈴木康介 著
四六判　400p　定価：本体1,900円＋税

妻がアルコール依存症になってしまった。小学校の校長として、日々さまざまな問題に直面しながら、妻を支える日々。自身の体験をもとに創作された自伝的小説。

親の依存症によって傷ついている子どもたち
物語を通して学ぶ家族への援助

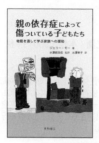

ジェリー・モー（Jerry Moe）著
水澤都加佐 監訳
水澤寧子 訳
四六判　336p　定価：本体2,200円＋税

親の依存症によって傷ついた子どもたちには、これまで援助の手がさしのべられてこなかった。この問題にいち早く気づき、活動を始めた著者が、子どもたちの物語を通して、援助の具体的方法を紹介する。

発行：星和書店　http://www.seiwa-pb.co.jp